CONTRIBUTION A L'ÉTUDE

DES

ABCÈS PRÉVÉSICAUX

PAR

Le Dr Rodolfo ROBLES

ANCIEN EXTERNE EN CHIRURGIE DES HOPITAUX DE PARIS
MEMBRE DE LA SOCIÉTÉ DE MÉDECINE TROPICALE DE PARIS
MEMBRE CORRESPONDANT DE LA SOCIÉTÉ ANATOMIQUE DE PARIS
MÉDAILLE DE BRONZE DE L'ASSISTANCE PUBLIQUE

———— ✳ ————

PARIS

G. STEINHEIL, ÉDITEUR

2, RUE CASIMIR-DELAVIGNE, 2

—

1904

CONTRIBUTION A L'ÉTUDE

DES

ABCÉS PRÉVÉSICAUX

CONTRIBUTION A L'ÉTUDE

DES

ABCÈS PRÉVÉSICAUX

PAR

Le Dr Rodolfo ROBLES

ANCIEN EXTERNE EN CHIRURGIE DES HOPITAUX DE PARIS
MEMBRE DE LA SOCIÉTÉ DE MÉDECINE TROPICALE DE PARIS
MEMBRE CORRESPONDANT DE LA SOCIÉTÉ ANATOMIQUE DE PARIS
MÉDAILLE DE BRONZE DE L'ASSISTANCE PUBLIQUE

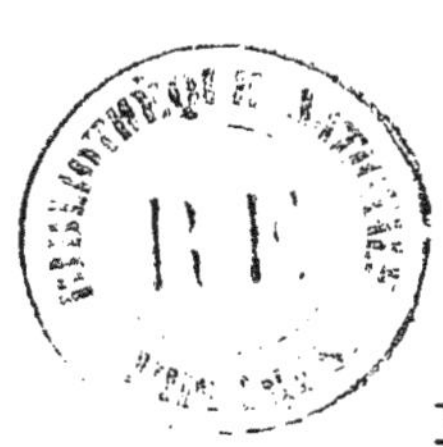

———————— ✳ ————————

PARIS

G. STEINHEIL, ÉDITEUR

2, RUE CASIMIR-DELAVIGNE, 2

1904

A LA MÉMOIRE

DE

MON PÈRE, MA TANTE ET M. J.-M. MOLINA

A MA MÈRE

A MES PREMIERS MAITRES

Licdo.-José FLAMENCO

Pr. Eduardo HARRISON

Profonde reconnaissance.

AVANT-PROPOS

Avant d'aborder l'étude de notre sujet, nous sommes heureux d'exprimer, ici, à nos maîtres notre vive gratitude pour la peine qu'ils ont prise de nous instruire et la bienveillance qu'ils nous ont témoignée en toute rencontre.

M. le docteur Jeanne a droit à notre profonde reconnaissance. C'est lui qui a guidé nos débuts dans la carrière chirurgicale : nous garderons le meilleur souvenir de l'année d'externat que nous avons passée dans son service, à l'Hôtel-Dieu de Rouen.

M. le professeur Nicolle, directeur de l'Institut Pasteur de Rouen, a bien voulu nous admettre dans son laboratoire : qu'il voie en nous un élève reconnaissant !

M. le professeur Pouchin a été plus qu'un maître pour nous ; il nous a témoigné, durant notre séjour à Rouen, des marques d'amitié que nous n'oublierons jamais.

Nous avons fait notre stage à Paris chez M. le docteur Huchard, et nous avons eu le bonheur d'assister à ses belles leçons sur les maladies du cœur.

A M. le docteur Balzer, chez lequel nous avons passé notre première année d'externat, nous lui devons d'avoir appris les maladies de la peau. Nous garderons un souvenir précieux de l'année passée chez ce maître, dont nous avons pu apprécier l'inépuisable bonté.

Nous avons passé notre seconde année d'externat chez M. le docteur Lermoyez. Dans son beau service de Saint-Antoine, nous avons appris à nous intéresser aux maladies du nez, du larynx et des oreilles.

C'est à l'enseignement si clair et si précis de ce maître que nous devons de nous être attaché tout particulièrement à cette spécialité.

Nous avons été l'externe de M. le docteur Nélaton, dont nous suivîmes avec le plus grand intérêt l'enseignement chirurgical. Nous lui adressons nos plus chaleureux remerciements.

M. le docteur Le Gendre, qui fut notre maître pendant la quatrième année de notre externat, nous fit apprécier, par son enseignement si brillant à la fois et si clair, le haut intérêt scientifique des maladies de l'estomac et de la nutrition. Son inaltérable bienveillance nous fut précieuse en maintes circonstances, et c'est avec la plus vive gratitude que nous conserverons le souvenir de celui qui ne fut pas seulement un maître pour nous.

Le docteur Maygrier, pendant le temps que nous fûmes son élève, nous initia, avec son amabilité particulière, à l'art des accouchements. Qu'il en soit remercié, ici, comme il le mérite !

C'est pour nous le plus agréable des devoirs de remercier M. le docteur Segond de sa très grande bonté à notre égard, pendant l'année où nous avons eu le plaisir d'être son externe et d'apprécier l'excellence de son enseignement gynécologique.

Nous avons passé nos derniers mois d'externat chez M. le docteur Bazy. De son service nous emportons de précieuses données sur la chirurgie des voies urinaires, ainsi que le souvenir d'un maître dont nous regrettons de n'avoir pu mettre plus longtemps la science à contribution.

Nous avons travaillé une année dans le Laboratoire d'anatomie de M. le docteur Rieffel : qu'il veuille agréer, ici, nos plus vifs remerciements !

Nous avons travaillé également dans le Laboratoire d'histologie de la Faculté, sous la direction de M. le docteur Pissot, qui a bien voulu être pour nous un véritable ami.

Notre ami M. le docteur Marcille nous a aidé dans nos recherches sur les lymphatiques : il a droit à nos plus vifs remerciements.

M. Moreaux a mis son talent de dessinateur à notre service pour l'exécution des planches de ce travail : nous l'en remercions.

Nous sommes également très reconnaissant à nos collègues et amis Devraigne et Bijon, qui ont été pour nous de véritables collaborateurs.

INTRODUCTION

Deux observations inédites d'adéno-phlegmons prévésicaux, la première due à l'obligeance de notre maître M. le professeur agrégé Cunéo, la seconde personnelle, nous ont suggéré l'idée de cette thèse.

Nous avons divisé ce travail en deux parties distinctes :

La première comprend l'anatomie de la région périvésicale ; la seconde, l'étude pathologique des phlegmons prévésicaux.

Dans la partie anatomique, nous étudierons successivement la disposition des aponévroses et des loges celluleuses prévésicales, et le trajet et terminaison des lymphatiques prévésicaux.

Nous avons à dessein multiplié les planches et les figures, qui éclairciront singulièrement le texte.

Dans la deuxième partie de notre travail, nous essaierons de prouver que certains phlegmons prévésicaux se développent non pas dans la cavité de Retzius, mais dans la loge vésicale, c'est-à-dire entre la vessie et l'aponévrose ombilico-prévésicale.

PREMIÈRE PARTIE

ANATOMIE

Nous étudierons successivement :

1° La disposition des aponévroses périvésicales et des loges celluleuses qu'elles limitent ;

2° Les lymphatiques de la vessie, en insistant plus particulièrement sur ceux de la face antérieure de cet organe.

CHAPITRE PREMIER

APONÉVROSES PÉRIVÉSICALES

I. — HISTORIQUE

La *région prévésicale* est une des régions anatomiques dont la constitution a suscité le plus de controverses. Les interventions chirurgicales sur la vessie et le petit bassin, devenues de plus en plus fréquentes depuis l'ère antiseptique, ont eu pour résultat de provoquer de nouvelles et nombreuses publications. Nous allons passer en revue les principales d'entre elles.

En 1806, COOPER et HESSELBACH décrivent, en avant du péritoine, derrière les muscles de la paroi de l'abdomen, un tissu conjonctif lamelleux qu'ils appellent *fascia transversalis*. Cette description est aussitôt adoptée par la plupart des anatomistes et notamment par Cloquet et Scarpa. Velpeau admet, lui aussi, le *fascia transversalis*, mais décrit, en arrière de lui, un second plan conjonctif, *fascia propria* ou sous-péritonéal. Pour lui, le *fascia transversalis* s'arrête au pubis.

En 1856, le célèbre anatomiste suédois Retzius décrit avec beaucoup de soins la région prévésicale ; comme sa description est le point de départ de controverses nombreuses, nous allons la reproduire, ici, d'après le *Bulletin de la Société anatomique* de 1862 (1), qui ne donnait d'ailleurs que la traduction de la communication faite par Hyrtl, en 1858, à l'Académie des sciences de Vienne, d'après une lettre de l'auteur. Hyrtl, très enthousiaste, déclarait même que toute recherche, après celle de Retzius, serait un *Ilias post Homerum*.

« 1° Le *fascia transversa de Cooper* ou *endogastrica*, qui forme une couche cellulo-fibreuse, appliquée sur la face interne des muscles transverses, se confond avec le bord inférieur de la paroi postérieure de la gaine incomplète des muscles droits, laquelle est formée par l'aponévrose des muscles transverses. Cette fusion des fibres correspond à la *ligne semi-circulaire de Douglas*.

« 2° Le *fascia transversalis* et l'aponévrose des muscles transverses ne se terminent pas à la ligne semi-circulaire de Douglas, comme on le voit, mais ces deux aponévroses se confondent en une seule lame fibreuse, aussi bien le long de ces lignes que sur les côtés ou derrière elles, et revêtent les parties du péritoine qui, commençant aux lignes de Douglas, descendent jusqu'à la symphyse du pubis en formant la gaine du muscle droit. La ligne semi-circulaire de Douglas est donc tout autre chose que son nom l'indique ; ce n'est pas le bord mince qui forme le feuillet postérieur de l'aponévrose des muscles

---

(1) Const. Paul, Etudes anatomiques nouvelles sur la région hypogastrique. *Bull. Soc. Anat.*, Paris, 1862, t. VII, p. 308.

transverses, ce n'est pas une ligne, mais bien le bord d'un repli de la paroi postérieure de la gaine du muscle droit de l'abdomen.

« 3° Il en résulte un espace ou une cavité dans l'épaisseur de la paroi antérieure du ventre, que le professeur Retzius nomme *cavité prépéritonéale*, et dans laquelle vient se placer la vessie à l'état de plénitude.

« 4° Le feuillet fibreux qui, des lignes de Douglas, s'est rendu au péritoine, ne se rend en descendant ni à la symphyse du pubis, ni au ligament de Poupart, mais va derrière la vessie, dans la cavité du bassin, s'identifier avec le *fascia pelvis*.

« 5° Les lignes semi-circulaires de Douglas se prolongent de côté en arcade vers le bas, se soudent au *fascia transversa* de Cooper, qui accompagne les fibres de ces muscles transverses jusqu'au voisinage du bord externe de la gaine du muscle droit, et s'insèrent par leur extrémité inférieure au bord externe du tendon du muscle droit.

« 6° Il résulte de là une circonférence ou une ouverture à bords fibreux, qui représente la porte ou l'ouverture de la cavité prépéritonéale. La vessie, en se remplissant, se dilate dans cette cavité, dont les parois antérieure et postérieure s'écartent l'une de l'autre. La paroi antérieure est alors constituée par l'extrémité inférieure des muscles droits et la partie antérieure de leur gaine ; la paroi postérieure par le péritoine, qui est recouvert par les aponévroses qui se sont confondues en arrière avec les lignes semi-circulaires de Douglas. La paroi latérale est formée par les plis de Douglas et leur prolongement en arcade.

« 7° Dans cette cavité il y a un tissu conjonctif qui, par sa souplesse et sa laxité, n'oppose aucun obstacle à l'ascension et à la descente de la vessie, quand elle se remplit ou se vide.

« 8° Pour avoir d'un seul coup tous ces rapports et les apprécier, il faut retirer les muscles obliques, externes et internes, de manière qu'il ne reste qu'un bord de leur aponévrose avant leur entrée dans la gaine des muscles droits. On ouvre ensuite, de l'ombilic jusqu'à la ceinture, les gaines des muscles droits par deux incisions longitudinales, qui comprennent entre elles la ligne blanche ; on éloigne les muscles, on tend les lignes demi-circulaires de Douglas et leurs prolongements en arc par un crochet, on presse sur le péritoine et la doublure fibro-cellulaire, ce qui permet aussitôt à la vessie, remplie par de l'eau ou par de l'air, de monter dans la cavité péritonéale.

« 9° A propos de la ligne blanche, Retzius fait remarquer qu'à partir du nombril elle ne forme pas de septum fibreux qui sépare les muscles droits l'un de l'autre, comme cela a lieu au-dessus du nombril, mais ne montre qu'un faisceau mince de tissu conjonctif qui sépare incomplètement les muscles droits l'un de l'autre et va rejoindre le tissu conjonctif qui tapisse la cavité péritonéale. »

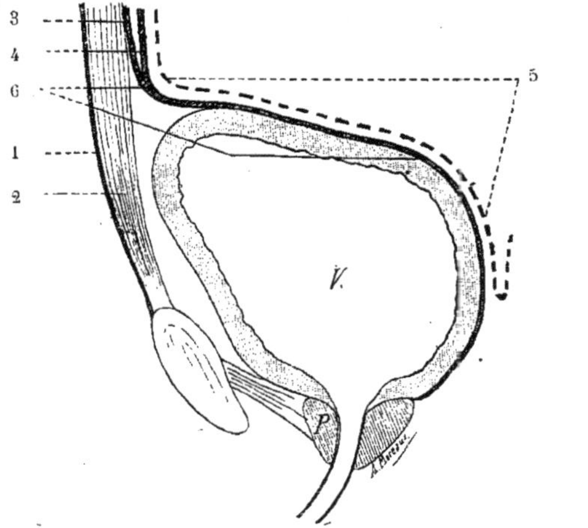

Fig. I. — Cavité de Retzius, d'après RETZIUS lui-même (imitée de DRAPPIER).

1, Gaine antérieure du grand droit de l'abdomen ; — 2, Muscle grand droit ; — 3, Gaine postérieure du grand droit se fusionnant en 6 avec le *fascia endogastrica* de Retzius (4) ou *fascia propria* de Velpeau pour former les arcades de Douglas et descendre avec elles jusqu'au pubis.

A partir des arcades de Douglas, gaine postérieure du grand droit et *fascia endogastrica* ne forment qu'une seule lame fibreuse se réfléchissant sur les côtés de la vessie et derrière elle pour aller s'identifier avec le *fascia pelvis*. La gaine postérieure du muscle grand droit n'existe plus au-dessous des arcades de Douglas. Il existe donc une cavité fermée, dont les limites sont : 1° en *avant* : le muscle droit et sa gaine antérieure ; 2° en *arrière* : le *péritoine* (5) doublé de la lame fibreuse résultant de la fusion de la gaine postérieure du grand droit avec le *fascia endogastrica* ; 3° sur les *côtés* : plis de Douglas et leur prolongement en arcades.

Cette cavité contient un tissu conjonctif lâche, qui permet à la vessie de monter ou de descendre suivant qu'elle se remplit ou qu'elle se vide.

Critique de Charpy. — Si la description de Retzius était exacte, on se demande : 1° comment l'ouraque irait-il de l'ombilic au sommet de la vessie ? Il faudrait qu'il perçât le fascia qui double le péritoine (3 et 4 fusionnés), puisque son extrémité vésicale est en avant de ce fascia et que son extrémité ombilicale est en arrière ; 2° comment la vessie pourrait-elle atteindre l'ombilic, puisque la cavité prépéritonéale se termine en haut aux arcades de Douglas ? De même, les abcès seraient bridés à la hauteur de ces arcades et ne pourraient fuser vers l'ombilic, comme cela arrive ; 3° comment la vessie pourrait-elle se distendre en arrière (et on sait que tel est son principal développement), puisqu'elle est retenue par le fascia de Retzius, qui s'identifie avec le *fascia pelvis* ? 4° que devient le péritoine pariétal ? Est-ce qu'il se décolle sur toute la paroi antérieure pour laisser passer la vessie ?

Luschka ne retrouve pas la disposition décrite par Retzius. Gérardin, en 1879, dans une thèse remarquable soutenue à Paris, décrit derrière les droits un premier feuillet fibreux (*fascia transversalis* de Hesselbach, *transversalis fibreux* de Richet). Derrière celui-ci, il y en a un second (*fascia transversalis celluleux* de Richet, *propria* de Velpeau), qui des-

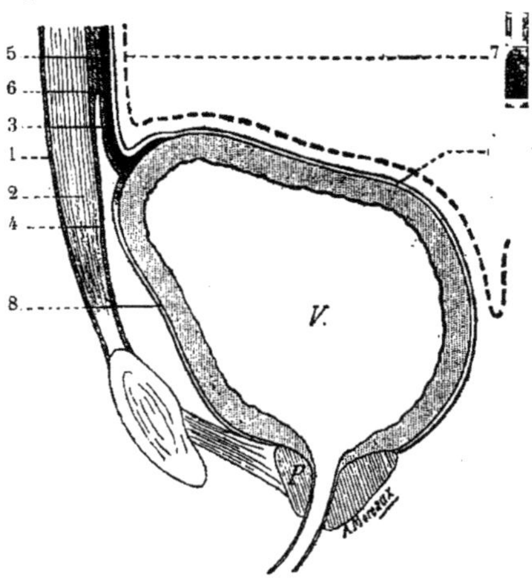

Fig. II. — Cavité de Retzius, d'après Gérardin (imitée de Drapier).

1, Gaine antérieure du grand droit de l'abdomen ; — 2, Muscle grand droit ; — 3, *Fascia transversalis* des auteurs (*propria* de Velpeau), qui paraît se confondre avec le *fascia transversalis* fibreux vrai (4) au niveau des arcades de Douglas et se perdre dans le tissu cellulaire sous-péritonéal ; — 4, *Fascia transversalis* fibreux vrai de Richet, formant la gaine postérieure du grand droit au-dessous des arcades de Douglas ; — 5, Ouraque ; — 6, Point où commencent les replis semi-lunaires de Douglas ; — 7, Péritoine ; — 8, Loge fibro-cellulaire qui coiffe la vessie, qui paraît être dépendante du *fascia pelvia* (c'est notre aponévrose de réflexion du releveur de l'anus).

Le *fascia transversalis* des auteurs ou *propria* de Velpeau (3) descend verticalement en accompagnant l'ouraque et les artères ombilicales pour arriver jusqu'au sommet de la vessie. Latéralement, il adhère au bord externe des muscles droits.

En bas, longe l'artère épigastrique dans la première partie de son trajet.

ROBLES.

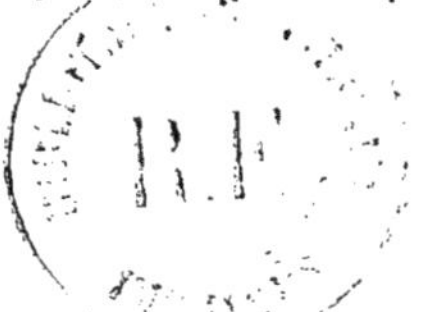

2

Donc, selon Gérardin, le *fascia transversalis* des auteurs se termine au sommet de la vessie, formant avec la coque de cette dernière un angle variable.

La lame postérieure, que Retzius a décrite comme appartenant au *fascia transversalis*, appartient en réalité à la coque vésicale.

Limites de la cavité de Retzius d'après Gérardin : 1° *en avant* : *fascia transversalis* fibreux ; 2° *en arrière* : *fascia transversalis* des auteurs ou *propria* de Velpeau, qui vient s'unir au sommet de la vessie avec le *fascia pelvis* ; 3° *en bas* : *fascia pelvis* ; 4° *en haut* : pli semi-lunaire de Douglas ; 5° latéralement : bord externe des muscles droits.

cend devant le péritoine et la vessie ; enfin la vessie est comprise dans une gaine celluleuse qui est une expansion de l'aponévrose pelvienne.

BOUILLY (1), dans sa thèse d'agrégation, en 1880, s'exprime ainsi sur la description de Retzius : « D'après Retzius, la cavité prépéritonéale représenterait quelque chose d'analogue à la capsule de Tenon, dans laquelle le globe oculaire se meut en tous sens, ou mieux encore, la vessie serait contenue dans une loge, que sa forme permet de comparer avec justesse aux niches dans lesquelles on place certaines statues. Cette loge serait fermée en avant par la paroi abdominale, mobile et facile à repousser au moment de la distension vésicale, en arrière par le péritoine doublé du *fascia transversalis*, sur les côtés par les adhérences de ces deux membranes au bord externe de la gaine des muscles droits.

« D'après les dissections que j'ai faites, je ne crains pas de dire que cette disposition, si elle existe, doit être exceptionnelle ; pour ma part, je ne l'ai jamais rencontrée. »

Pour BOUILLY, au-dessous de l'arcade de Douglas, la face postérieure des muscles droits n'est tapissée que par une mince toile fibro-celluleuse, dépendance médiane affaiblie du *fascia transversalis*. Le *fascia propria*, mince de l'ombilic aux lignes semi-circulaires de Douglas, s'épaissit en ce point et se dédouble pour engainer la vessie à la façon d'une bourse séreuse. La cavité prépéritonéale, dans laquelle est la vessie, se continue avec le reste de l'excavation pelvienne ; le

(1) BOUILLY, *Les Tumeurs aiguës et chroniques de la cavité prévésicale*. Th. d'agrégation, 1880, p. 11.

tissu cellulaire prévésical et périvésical est en continuité avec celui qui tapisse le plancher pelvien.

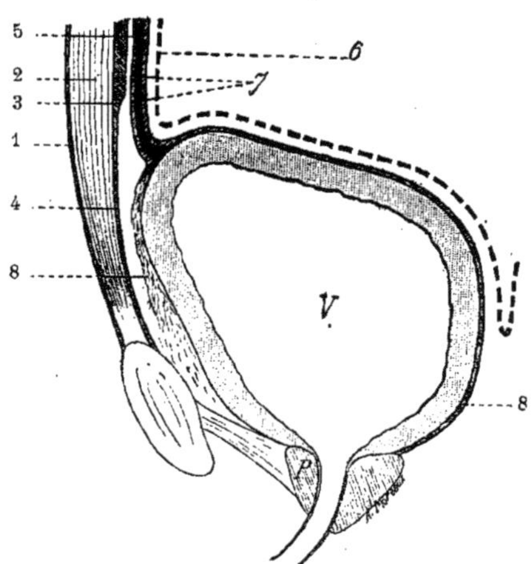

Fig. III. — Cavité de Retzius, d'après BOUILLY (imitée de DRAPPIER).

1, Gaine antérieure du muscle droit de l'abdomen ; — 2, Muscle grand droit de l'abdomen ; — 3, Arcade de Douglas ; — 4, Aponévrose du transverse qui, au-dessous de l'arcade de Douglas, forme seule la gaine postérieure du grand droit ; — 5, Ouraque ; — 6, Péritoine ; — 7, *Fascia propria* de Velpeau qui se dédouble en deux, un feuillet antérieur et un feuillet postérieur ; — 8, Tissu cellulaire condensé au-devant de la vessie.

Le feuillet antérieur résulte de la condensation du tissu cellulaire antévésical, qui devient plus dense et plus résistant à mesure qu'on s'élève du pubis vers le sommet de la vessie. Arrivé à ce niveau, il se continue avec l'ouraque jusqu'à la partie inférieure de la cicatrice ombilicale. Sur les côtés de la vessie, c'est la même chose.

Le tissu cellulaire anté et latéro-vésical est une dépendance du tissu cellulaire sous-péritonéal, du *fascia propria* de Velpeau.

Le feuillet postérieur se porte en arrière de la vessie avec le péritoine, il reste beaucoup plus lâche et est aréolaire.

C'est entre ces deux feuillets que la vessie exécute ses mouvements.

Le tissu cellulaire, au-dessus de l'arcade de Douglas, est mince et peu abondant jusqu'à l'ombilic. Il adhère aux lignes de Douglas et par leur intermédiaire aux bords externes des muscles droits. Il forme une sorte de dôme, qui surmonte la cavité prépéritonéale en haut d'une arcade à concavité inférieure, dont les piliers latéraux sont très courts et ne descendent pas jusqu'au pubis.

En descendant les lignes de Douglas vers la vessie, le tissu cellulaire s'épaissit et paraît se dédoubler en deux feuillets.

PAUZAT (1), en 1880, puis LEUSSER, en 1885, insistent sur l'insertion inférieure du *fascia transversalis* sur le bord postérieur de la symphyse pubienne (2), le muscle droit s'insérant sur le bord antérieur ; il en résulte une cavité située au-dessus du pubis, *cavum supra pubicum*, divisée en deux parties par l'*adminiculum lineæ albæ*, ou ligament sus-pubien postérieur, qui traverse une branche sus-pubienne de l'épigastrique.

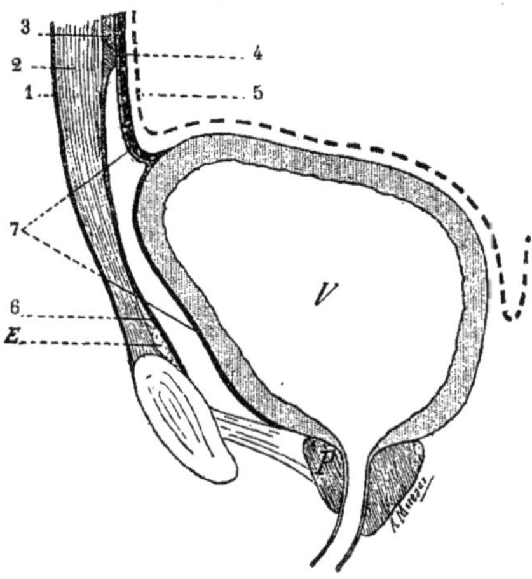

FIG. IV. — Cavité de Retzius, d'après LEUSSER et PAUZAT (imitée de DRAPPIER).

1, Gaine antérieure du grand droit de l'abdomen ; — 2, Muscle grand droit ; — 3, Gaine postérieure du grand droit jusqu'aux arcades de Douglas ; — 4, Ouraque ; — 5, Féritoine ; — 6, *Fascia transversa* de Cooper, qui en bas paraît être partagé en deux par la ligne blanche ; — 7, *Fascia transversa* de Retzius ou *propria* de Velpeau, qui est contre le péritoine et contient dans son épaisseur l'ouraque, les artères ombilicales oblitérées et l'artère épigastrique. Il enveloppe les faces antérieure et latérale de la vessie à partir de son sommet, auquel il est relié par un tissu conjonctif lâche, qui descend ensuite jusqu'à l'aponévrose de la prostate. Il ne descend pas derrière la vessie, comme Retzius l'avait dit, pour s'identifier avec le *fascia pelvis*.

(1) PAUZAT, *Gazette médicale*, 1880.
(2) LEUSSER, *Ueber das Cavum Retzii und prœvesecalen Abcess*. Berlin, 1885.

Grâce au *fascia transversa* de Cooper, qui s'insère à une certaine distance en arrière du tendon du muscle droit, il existe deux cavités :

1° Espace sus-pubien E. S. P. (Pauzat) ou cavum supra-pubicum (Leusser).

Limites : α) en avant : muscle droit; β) en arrière : le fascia de Cooper; γ) latéralement : bord externe des droits ou plutôt fusion du *fascia transversa* de Cooper avec le *fascia transversa* de Retzius ou *propria* de Velpeau.

2° Espace prévésical E. P.

Limites : α) en avant : pubis et ses branches; fascia de Copper; β) en arrière : *fascia propria* de Velpeau; γ) en dehors et en haut : la limite est constituée par l'accollement du *fascia transversa* avec l'aponévrose des muscles abdominaux oblique et transverse ; δ) en bas : prostate et col de la vessie.

Les résultats de Pauzat concordent à peu près avec ceux de Leusser; il n'y a qu'une petite différence ; Pauzat fait remonter moins haut l'espace prévésical. Selon lui, le *fascia transversa* de Cooper et le *fascia propria* de Velpeau, qui se détachent des arcades de Douglas, sont accolés au-dessous de ces arcades sur une hauteur de 2 ou 3 centimètres. Ce n'est qu'à partir de là qu'ils se séparent.

En bas, dit Pauzat, l'espace prévésical repose sur l'aponévrose supérieure du petit bassin, il se prolonge jusqu'au rectum et dans les fosses iliaques. Mais quelles sont en arrière les limites exactes de la cavité ? Pauzat et Leusser ne le disent pas.

CHARPY (1) décrit ainsi la cavité de Retzius : « L'espace virtuel compris entre la surface osseuse et la vessie est la cavité de Retzius, ou cavité prévésicale. Cette cavité est limitée par l'aponévrose périnéale, en haut par le cul-de-sac péritonéal, en avant et en arrière par le pubis et la vessie, sur les côtés par les gaines fasciales qui contiennent les gros vaisseaux émanés de l'hypogastrique ; elle renferme un tissu cellulaire humide et fin, et on peut la considérer comme une cavité séreuse supplémentaire, remplaçant en avant la cavité péritonéale et servant aux mouvements de la vessie. » Il admet l'existence d'un *fascia prévésical*, dépendant du *fascia propria* et partant de l'ombilic pour tapisser toute la surface vésicale, qui n'est pas tapissée de péritoine. Il s'insère en bas sur l'aponévrose pelvienne supérieure ou plutôt sur l'arc tendineux du releveur. Il y a entre la vessie et le *fascia* une couche adipeuse, épaisse surtout en bas, constituant un *espace périvésical* continu avec l'espace sous-péritonéal et distinct de la cavité de Retzius, celle-ci étant limitée latéralement par la réflexion du *fascia* sur la paroi pelvienne, en avant des grosses branches des vaisseaux hypogastriques.

(1) CHARPY, *Organes génito-urinaires*, 1890, p. 55.

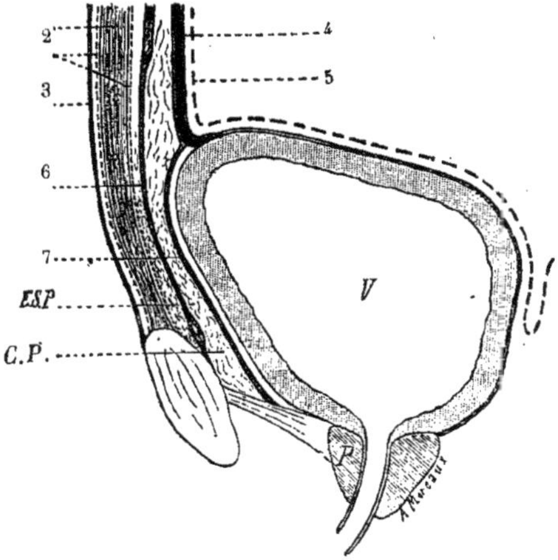

Fig. V. — Cavité de Retzius, d'après Charpy.

1, Muscle grand droit de l'abdomen ; — 2, Périmysium du muscle droit ; — 3, Gaine du muscle
droit ; — 4, Ouraque ; — 5, Péritoine ; — 6, *Fascia transversalis* divisé en deux zones : une supérieure fibreuse de 4 centimètres et demi de hauteur; une inférieure uniquement celluleuse ; —
7, Feuillet prévésical; c'est un rideau triangulaire appliqué contre la gaine postérieure des droits,
très mince en haut, très résistant au-devant de la vessie. Son sommet tronqué s'insère à l'ombilic
tandis que sa base curviligne repose sur l'aponévrose pelvienne et s'y soude presque partout, finit
en s'accolant au péritoine, puis, suivant la courbe des artères ombilicales, descend jusqu'à l'hypogastrique et l'obturatrice, se replie en avant et vient se souder à l'aponévrose de l'obturateur
interne ; — C.P., Cavité prévésicale ; — ESP Espace sous-pubien. La cavité prévésicale, dit
Charpy, est un espace triangulaire très aplati, courbe sur ses bords, courbe aussi sur le plat, puisqu'il entoure la moitié de la vessie.

Il va de l'ombilic au plancher du bassin et se prolonge en cul-de-sac le long de la prostate et
du rectum jusqu'à l'échancrure sciatique. Le bord supérieur du pubis le divise en deux parties :
une supérieure ou préouracale, une inférieure ou prévésicale. Cet espace est divisé en deux
espaces latéraux par une cloison médiane constante qui va du fascia prévésical à la ligne blanche
et à la symphyse. L'espace sous-péritonéal est l'espace compris entre le péritoine et le feuillet
prévésical. Il enveloppe toute la vessie d'une atmosphère celluleuse.

Ajoutons que Charpy reconnaît, au-devant de la cavité prévésicale, deux autres cavités :

a) Fosse rétro-musculaire de Charpy, qui correspond à l'espace sus-pubien de Pauzat ou *cavum
supra pubicum* de Leusser ; — b) Espace prémusculaire de Charpy, compris entre le périmysium
antérieur et la gaine antérieure du muscle droit.

Ces deux espaces sont limités extérieurement par deux ailerons formés par le périmysium, qui
va se fixer à l'angle de la coulisse fibreuse constituée par la gaine des droits.

Pour M. Pierre Delbet (1), ce fascia prévésical, qu'il appelle *aponévrose ombilico-vésicale*, va de l'ombilic à l'aponévrose pelvienne
supérieure, ne dépassant pas latéralement les artères ombilicales,
triangulaire à sommet supérieur ; elle adhère par sa face postérieure à

(1) Pierre Delbet, *Suppurations pelviennes chez la femme*, p. 20. G. Steinheil, éditeur.

la face antérieure de la vessie, à laquelle elle donne un aspect brillant.

DRAPPIER (1) insiste sur les connexions intimes entre cette aponé-vrose et l'aponévrose supérieure du releveur de l'anus, et, dans la partie de sa thèse consacrée à la cavité prévésicale, il s'exprime de la façon suivante :

« Si nous faisons une coupe horizontale de la paroi abdominale anté-

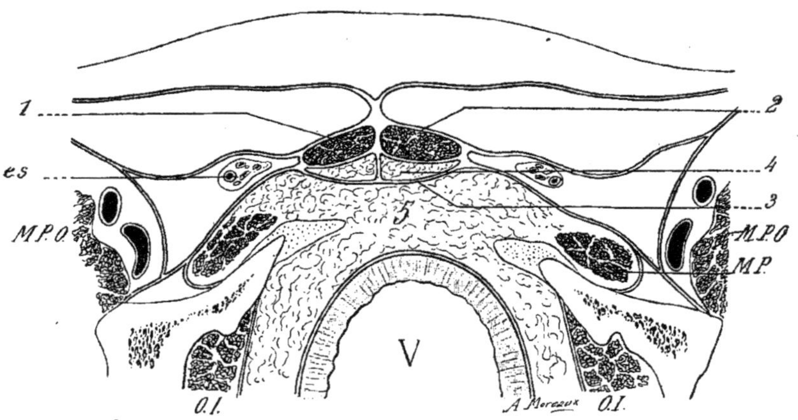

FIG. VI. — Coupe horizontale de la paroi abdominale antérieure immédiatement au-dessus du pubis et montrant l'espace sus-pubien. Le péritoine a été enlevé (DRAPPIER).

1, Muscle grand droit ; — 2, Sa gaine antérieure ; — 3, Sa gaine postérieure ; — 4, Espace sus-pubien ayant pour limites : en dedans : la ligne blanche et en dehors le bord externe du muscle droit ; — 5, Espace prévésical ; — V, Vessie ; — CS, Cordon spermatique ; — MP, Muscle pectiné ; — MPO, Muscle psoas-iliaque ; — OI, Muscle obturateur interne. (D'après une photographie de Branne.)

rieure (fig. VI), nous trouvons d'abord derrière le grand droit un espace rempli de graisse ; c'est l'espace sus-pubien de Pauzat ou rétro-musculaire de Charpy. Nous ne parlons pas de l'espace prémusculaire de ce dernier auteur (fig. V). Il y a bien entre la gaine antérieure du grand droit et le muscle lui-même une très légère couche de tissu cellulaire lâche, mais en si petite quantité que, d'après nous, il n'y a pas lieu d'en faire une cavité spéciale.

« Du reste, Charpy s'est aidé dans ses recherches de la dissociation par l'eau et des injections interstitielles de gélatine colorée ; ce pro-

(1) DRAPPIER, *Contribution à l'étude du plancher pelvien.* Thèse de Lille.

cédé est dangereux, à notre avis, car les liquides injectés peuvent séparer deux plans qui sont normalement accolés, et faire croire à l'existence d'une cavité là où il n'y a qu'un interstice celluleux. L'auteur dit lui-même que cet espace étroit serait à peine injectable si le muscle ne se déchirait pas.

« Quant à l'espace rétro-musculaire, il est très visible et sa présence ne peut être mise en doute. Comme on le voit sur la coupe horizontale représentée par la figure VI, il existe entre le muscle droit et sa gaine postérieure, formée par le *fascia transversalis*, un espace comblé par du tissu cellulaire lâche. Le tendon musculaire, en effet, s'insère sur le bord supérieur du pubis, mais vers sa face antérieure, tandis que sa gaine s'insère à sa face postérieure.

« A mesure qu'on s'éloigne du pubis en remontant vers l'ombilic, le muscle et sa gaine se rapprochent l'un de l'autre ; aussi, sur une coupe sagittale, la section de la cavité représente un triangle dont la base est constituée par l'épaisseur même du pubis et dont le sommet est en haut.

« Les limites de la cavité rétro-musculaire sont :

« 1° En dehors, l'angle formé par la réunion de la gaine antérieure et de la gaine postérieure. Au-dessus de l'ombilic, cet espace angulaire est formé par le tendon du petit oblique, renforcé en avant par l'aponévrose du grand oblique, en arrière par celle du transverse. Plus bas, au-dessous des lignes de Douglas, il est fermé par l'aponévrose du transverse bifurquée.

« 2° En dedans, la ligne blanche, formée par les tendons croisés des trois muscles larges de l'abdomen. Le *fascia transversalis*, lui, est adhérent en arrière, de sorte qu'il existe en réalité deux espaces rétro-musculaires ou sus-pubiens, l'un droit, l'autre gauche.

« 3° En avant, la gaine antérieure du grand droit, gaine d'autant plus solide qu'on se rapproche davantage du pubis ; elle est percée de nombreux orifices ovalaires pour le passage des nerfs et des vaisseaux qui se rendent à la peau.

« 4° En arrière, le *fascia transversalis*, dont l'existence n'est pas douteuse, quoi qu'en aient dit Cruveilhier, Retzius et même Richet, qui dit qu'il n'est pas constant. C'est un plan fibreux mince jusqu'à la hauteur des arcades de Douglas et n'offrant qu'une faible résistance ; « la présence d'une aponévrose résistante en arrière du muscle, dit Bouilly, aurait opposé un obstacle évident à la distension de la vessie en avant et à son évacuation par la compression des muscles droits. Au-dessus des plis de Douglas, la gaine postérieure devient de plus en plus solide. »

« Derrière le *fascia transversalis* existe un espace où l'on trouve un tissu conjonctif lâche en plus ou moins grande abondance. C'est la cavité prévésicale, qui mériterait aussi d'être appelée périvésicale, puisqu'elle se prolonge sur les côtés de la vessie jusque vers le rectum. Voyons quelles sont les limites en bas et sur les côtés ; nous verrons ensuite quelles sont ses limites supérieures.

« Pour déterminer ses limites inférieures et latérales, voici comment nous avons procédé : sur un bassin d'homme adulte, l'os coxal a été désarticulé au niveau de l'articulation sacro-iliaque et de la symphyse, puis cet os a été totalement enlevé après en avoir séparé les parties molles internes. On introduit alors le doigt entre le pubis et la vessie ; on sent qu'il se meut là dans un interstice rempli de graisse ; on décolle doucement en avant et sur les côtés, séparant ainsi la vessie des parties molles du bassin. Arrivé au niveau du bord antérieur de la grande échancrure sciatique, le doigt est arrêté dans une sorte de gouttière, il éprouve une résistance presque insurmontable et ne peut aller plus loin. Il existe à cet endroit une sorte de plan fibreux, qui va se perdre sur la paroi pelvienne (9, fig. VII). Si l'on en fait autant de l'autre côté, après avoir rabattu les viscères du côté désarticulé (gauche dans le cas actuel), on a ainsi parcouru tout l'espace prévésical. La cavité, dite de Retzius, n'est donc pas seulement prévésicale, mais elle se continue sur les côtés de la vessie jusqu'au rectum.

« Pour étudier les plans fibreux qui limitent cette cavité périvésicale, nous avons fait sur un bassin congelé une coupe horizontale passant à la partie supérieure du pubis (fig. VII) et au niveau du sacrum. On y voit très nettement que l'espace périvésical a la forme d'un U, dont les branches se réunissent au-devant du pubis.

A mesure qu'on s'éloigne de celui-ci, le doigt s'enfonce de plus en plus dans le bassin, c'est-à-dire que la cavité devient plus profonde lorsqu'on se rapproche du rectum. La portion antérieure de cet espace est limitée en avant par l'os pubis, en arrière par la vessie recouverte

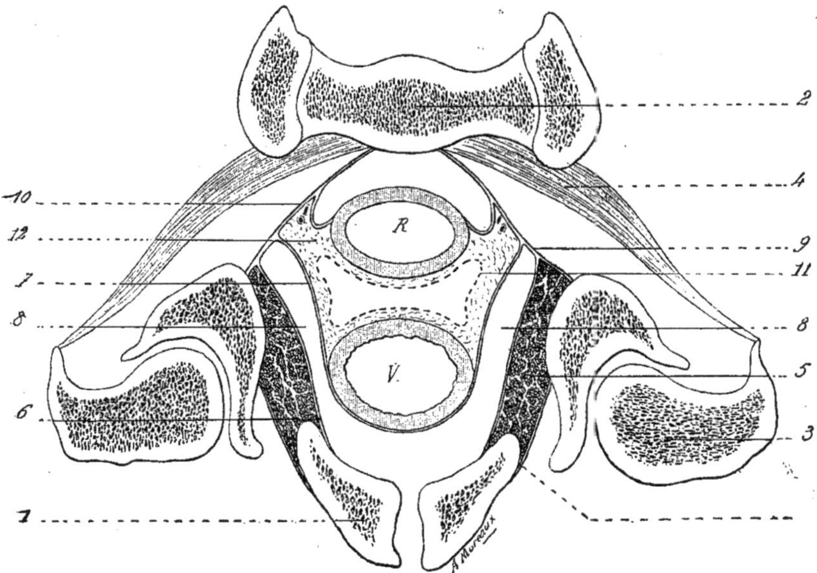

Fig. VII. — Coupe horizontale du bassin passant par la partie supérieure du pubis et par le sacrum (Drappier).

1, Pubis; — 2, Sacrum; — 3, Tête du fémur; — 4, Muscle pyramidal; — 5, Muscle obturateur interne; — 6, Aponévrose de l'obturateur interne; — 7, Aponévrose qui recouvre la vessie. C'est la portion viscérale ou portion réfléchie de l'aponévrose supérieure du releveur de l'anus; — 8, Espace prévésical limité en dehors par l'aponévrose de l'obturateur interne (6) et en dedans par l'aponévrose de réflexion qui recouvre la vessie (7); — 9. Limite postérieure de l'espace prévésical formée par la rencontre de l'aponévrose réfléchie (7) avec l'aponévrose du pyramidal; — 10, Aponévrose du pyramidal; — 11, Péritoine; — 12, Tissu cellulaire sous-péritonéal; — V, Vessie; — R, Rectum. N. B. — Cette figure a pour but de montrer uniquement les limites de l'espace prévésical. Nous n'avons pas indiqué les aponévroses qui entourent la paroi antérieure du rectum et la paroi postérieure de la vessie pour ne pas compliquer le dessin.

de son aponévrose ; sa portion latérale, par cette même aponévrose qui se continue sur les côtés de la vessie, et en dehors par l'aponévrose qui recouvre la face interne de l'obturateur.

« Enfin, sa limite postérieure au niveau de l'échancrure sciatique est formée par l'aponévrose du pyramidal, qui rencontre les deux précédentes en formant avec chacune d'elles un angle dièdre. Or, nous avons vu, à propos de l'étude sur l'aponévrose pelvienne, que le plan fibreux qui recouvre la vessie n'est autre chose que la portion réfléchie de l'aponévrose supérieure du releveur de l'anus. L'espace périvésical n'est donc autre chose qu'une portion de notre cavité pelvienne chirurgicale. Le fond de cet espace, c'est la gouttière formée par la réflexion de cette même aponévrose, et les plans fibreux qui la forment latéralement ne sont qu'une partie de l'aponévrose pelvienne chirurgicale. Quant à sa limite supérieure, à ce que nous pourrions appeler son plafond, pour nous servir d'une expression vulgaire, elle est formée par le péritoine qui, des faces latérales de la vessie, se réfléchit sur les parois du bassin. A ce niveau, il est doublé extérieurement par le tissu cellulaire sous-péritonéal; de sorte que, sur une coupe frontale, la cavité périvésicale ressemble assez bien à l'entrée d'un tunnel longeant le réservoir urinaire jusqu'au rectum, et dont les parois sont constituées par le péritoine en haut et l'aponévrose pelvienne chirurgicale en bas et sur les côtés.

« Mais l'espace périvésical ne s'étend pas seulement sur les côtés; il remonte en avant de la vessie entre celle-ci et la paroi abdominale antérieure. C'est principalement sur les limites de cette portion prévésicale que les auteurs ont émis des opinions divergentes. Quels sont les plans fibreux qui le ferment en avant et en arrière? Jusqu'à quel niveau s'étend-il en haut? Pour répondre à ces différentes questions, nous avons fait sur un sujet congelé une coupe sagittale passant par l'ombilic et la symphyse du pubis. Le plan qui forme la limite antérieure est la gaine postérieure du muscle grand droit de l'abdomen. Cette gaine est constituée supérieurement par une aponévrose solide résultant de la fusion des aponévroses du petit oblique et du transverse. Plus bas, en dessous des lignes semi-circulaires de Douglas, elle s'amincit et n'est plus constituée que par le *fascia transversalis ;* pas de doute à cet égard. Mais, en arrière, quel est le plan qui limite la cavité prévésicale? Delbet a décrit un feuillet triangulaire à sommet supérieur, facilement disséquable, allant de l'ombilic à la vessie (aponévrose ombilico-vésicale). Ce feuillet s'attache à la partie inférieure de l'ombilic, descend en avant de l'ouraque et des artères ombilicales, pour arriver au sommet de la vessie, descendre sur sa face antérieure et s'insérer sur les ligaments pubio-vésicaux. Ce n'est rien autre chose que l'aponévrose qui, selon Gérardin, enveloppe la vessie comme d'une coque fibreuse ; il correspond également au fascia prévésical de Charpy.

« En ce qui concerne la portion de cette aponévrose qui recouvre la vessie, nous la considérons comme la partie ascendante de l'aponévrose supérieure du releveur de l'anus ; elle se confond, au sommet de la vessie, avec le feuillet qui part de l'ombilic et descend au-devant de l'ouraque. Mais que l'on regarde ce plan fibreux ombilico-vésical comme ne formant qu'une seule et même aponévrose, ou bien qu'on admette qu'il soit formé par la continuation de deux aponévroses entre elles, le fait a peu d'importance. Derrière lui se trouve le péritoine, dans l'espace compris entre les artères ombilicales ; péritoine et aponévrose ombilicale sont séparés l'un de l'autre pour laisser passer l'ouraque et les vaisseaux en question, ou bien les cordons fibreux qui les représentent ; mais, en dehors de celles-ci, le fascia ombilico-vésical adhère solidement au péritoine.

« En résumé, la cavité dite de Retzius est une cavité prévésicale et périvésicale. Les limites de la portion prévésicale sont :

« 1° En haut, l'ombilic ;

« 2° En bas, l'aponévrose qui recouvre la face supérieure de la prostate et qui forme à ce niveau les ligaments pubio-prostatiques ;

« 3° En avant, la gaine postérieure des droits et la face postérieure du pubis ;

« 4° En arrière, l'aponévrose qui part de l'ombilic, descend au-devant de l'ouraque et des artères ombilicales et va se confondre avec l'aponévrose qui enveloppe la vessie, ou portion ascendante de l'aponévrose supérieure du releveur de l'anus.

« Nous avons dit plus haut comment la portion périvésicale est limitée de toutes parts par l'aponévrose pelvienne chirurgicale et le péritoine ; nous n'y reviendrons pas.

« Delbet dit qu'il existe quelquefois une cloison horizontale tendue de la face postérieure de la gaine des muscles droits au niveau du bord supérieur de la symphyse pubienne, et allant à la paroi antérieure de la vessie.

« Elle peut se prolonger jusqu'au trou obturateur, divisant ainsi la grande cavité prévésicale en deux étages.

« Nous ne nions pas l'existence de cette cloison horizontale, mais nous ne l'avons jamais constatée. »

Dauriac (1) confirme l'existence d'une atmosphère cellulaire entraînant la vessie et la séparant du péritoine.

M. LE PROFESSEUR FARABEUF et PAUL DELBET comprennent cette aponévrose tout différemment. Pour eux, celle-ci contient une gaine complète commune à la vessie, à l'ouraque et aux artères ombilicales : c'est la gaine *allantoïdienne*, dépendance, pour ces auteurs, de la gaine hypogastrique, ayant la forme d'un cône à base pelvienne à sommet ombilical.

Dans le *Traité d'anatomie* de M. Poirier, PAUL DELBET donne de l'aponévrose ombilico-prévésicale et de la cavité de Retzius la description suivante :

« *Fascia prévésical* (Charpy [2]), *ombilico-vésical* (Pierre Delbet) et *gaine allantoïdienne* (Paul Delbet). — Le fascia ombilico-prévésical et la gaine allantoïdienne forment un appareil aponévrotique et celluleux accolé à la face antérieure du péritoine, qu'ils viennent renforcer comme le *facia tranversalis* renforce en avant la face profonde de la paroi abdominale antérieure. C'est en apparence une simple lamelle qui applique contre le péritoine, en haut, les vaisseaux ombilicaux et l'ouraque ; en bas, la vessie et les artères ombilicales. En réalité, il existe plusieurs feuillets souvent difficiles à séparer et à isoler de manière à constituer des lames continues, mais qu'il est utile de dis-

(1) Thèse Paris, 1896.
(2) POIRIER et CHARPY, *Traité d'anatomie humaine*, t. V, p. 90 et suiv.

tinguer au moins théoriquement, car ils ont une certaine importance
pratique. Peu distinct chez l'homme et les sujets maigres, cet appareil est nettement visible chez les sujets gras et chez la femme, où il
forme un amas adipeux devant le péritoine.

« *L'aponévrose ombilico-vésicale* est, chez l'adulte, une lame qui
descend en demi-cône de l'ombilic au plancher pelvien, en passant
devant l'ouraque et la vessie. Elle est triangulaire à sommet supérieur.

« Il faut lui considérer deux faces, trois bords, un sommet, une
base.

« La face antérieure est triangulaire ; elle est placée immédiatement
en arrière de la paroi abdominale antérieure et du *fascia transversalis*,
dont la sépare un tissu cellulaire lâche, qui permet de l'isoler facilement. La face postérieure applique contre le péritoine l'ouraque, la
vessie, les artères ombilicales enfermées dans la gaine allantoïdienne ;
elle adhère intimement à la vessie.

« Le sommet s'arrête là où s'arrêtent l'ouraque et les artères ombilicales, c'est-à-dire à l'ombilic ou à son voisinage, et adhère a la face
profonde de la paroi abdominale.

« Les bords latéraux diffèrent suivant le point où on les considère : en
haut, ils descendent le long des artères ombilicales, qu'ils débordent
légèrement et viennent se perdre en s'amincissant sur la face antérieure du péritoine ; plus bas, le long des faces latérales de la vessie ;
ils se terminent exactement le long des artères. En réalité, il y a continuité des faisceaux aponévrotiques et du tissu conjonctif sous-endo-
thélial du péritoine, ce qui s'explique par l'origine péritonéale de
l'aponévrose. Arrivés dans l'excavation pelvienne, les bords. comme
les artères ombilicales, se portent obliquement en bas, en arrière et
en dehors ; arrivés enfin en face de la paroi de l'excavation, ils quittent
la vessie avec les artères ombilicales et viennent se fixer sur l'os iliaque,
en avant de la grande échancrure sciatique, s'insérant sur le bord
antérieur de cette échancrure dans toute son étendue, devant les vaisseaux iliaques internes .

« En bas, l'aponévrose passe devant la vessie, en se moulant sur elle, et prend contact avec le plancher pelvien. La base est représentée par une ligne courbe à concavité postérieure.

« La partie moyenne placée devant la vessie répond aux ligaments antérieurs de la vessie ; latéralement, elle vient reposer sur l'aponévrose pelvienne supérieure ; en dehors, enfin, elle vient se perdre sur la gaine hypogastrique, qui représente, comme on le sait, la condensation du tissu cellulaire pelvien au-dessus et autour des branches viscérales de l'hypogastrique. Mais il n'y a pas identification de ces deux feuillets, dont la morphologie est différente et dont l'union se fait, ainsi que nous le verrons, par l'intermédiaire de la gaine allantoïdienne.

« L'aponévrose ombilico-vésicale est mince, mais résistante et facilement isolable. Abordée par sa face antérieure, après incision de la paroi abdominale antérieure, elle offre un aspect lisse et comme séreux tout à fait spécial. C'est l'aponévrose ombilico-vésicale qui fixe au plancher pelvien le cul-de-sac prévésical ; c'est elle qui empêche son ascension pendant la réplétion de la vessie ; c'est elle qui, doublant la partie extra-péritonéale de la face antérieure de la vessie, diminue l'extensibilité de cette région et détermine sa bascule au moment de sa réplétion.

« La *gaine allantoïdienne* est, chez le fœtus, une gaine conjonctive épaisse, moulée sur l'allantoïde et les artères ombilicales qu'elle enferme dans sa cavité. Conique, elle est légèrement aplatie d'avant en arrière, tendue d'une artère ombilicale à l'autre ; elle s'insinue autour de l'allantoïde et des artères ombilicales, entre l'aponévrose ombilico-vésicale en avant et le péritoine en arrière. Plus tard, quand la partie supérieure de l'allantoïde se rétracte, formant l'ouraque, et s'écarte des artères ombilicales, qui elles-mêmes s'atrophient, les parois de la gaine se rapprochent et viennent au contact dans l'intervalle de l'ouraque et des artères ombilicales : de même, latéralement, les artères ombilicales, se rapprochant de la ligne médiane, cessent d'occuper exactement le bord externe de la gaine, et, dans son ensemble, l'appareil allantoïdien s'atrophie. Toutefois, pour la commodité de la description, et d'une manière un peu théorique, je le reconnais, il faut admettre que chez l'adulte la gaine allantoïdienne est un cône conjonctif creux légèrement aplati d'avant en arrière, renfermant dans sa cavité vessie, ouraque et artères ombilicales. On lui distingue un feuillet antérieur, un feuillet postérieur, deux bords, un sommet et une base.

« Le feuillet antérieur descend entre l'ouraque, la vessie et les artères ombilicales en arrière, l'aponévrose ombilico-vésicale en avant. Il double la face postérieure de cette dernière dans toute son étendue et reproduit sa disposition. Arrivé au plancher pelvien, il se continue avec du tissu cellulaire feutré qui recouvre l'aponévrose pelvienne supérieure. Le feuillet postérieur descend entre le péritoine et l'aponévrose prostato-péritonéale en arrière, la vessie, l'ouraque et les artères ombilicales en avant.

« Latéralement, en haut, le feuillet antérieur, arrivé devant l'artère ombilicale, la contourne en la débordant légèrement et vient se continuer en dehors d'elle avec le feuillet postérieur. La continuité du feuillet antérieur et du feuillet postérieur s'établit ainsi nettement jusqu'au niveau du point où l'artère ombilicale atteint l'hypogastrique ; à partir de ce point, les bords des deux feuillets ne s'unissent plus. Le feuillet antérieur de la gaine allantoïdienne vient se fixer le long du bord antérieur de la grande échancrure ; le postérieur descend le long des vaisseaux iliaques internes et vient se fixer à l'aponévrose pelvienne, en arrière des vaisseaux iliaques internes, se continuant avec la gaine hypogastrique. Les deux feuillets, en s'écartant, laissent ainsi entre eux un canal par lequel passent les artères ombilicales et les vaisseaux qui, de l'iliaque interne, vont à la vessie.

« La base vient s'insérer au pourtour du col vésical, sur l'aponévrose pelvienne supérieure, en se confondant en arrière avec la gaine hypogastrique, dont elle peut être considérée à son origine comme un simple prolongement. J'ai décrit jusqu'à présent la gaine allantoïdienne comme un tout bien distinct, mais il s'en faut que l'on puisse, chez l'adulte, isoler les divers feuillets. En haut, dans l'intervalle de l'ouraque et des artères ombilicales, et au delà des artères ombilicales, les deux feuillets antérieur et postérieur sont confondus. Plus bas, entre la vessie et l'aponévrose ombilico-vésicale, le feuillet antérieur, entraîné dans l'atrophie que subit le péritoine primitif, se réduit sur la ligne médiane à quelques tractus ; il est un peu plus développé latéralement, en tout cas il ne peut être que difficilement séparé de l'aponévrose ombilico-vésicale avec laquelle il se confond et ne l'empêche pas d'adhérer à la vessie. Le feuillet postérieur est une nappe lamelleuse mince sur la face postérieure de la vessie et sur la ligne médiane, plus développée latéralement.

« On rencontre donc, en résumé, en avant de la vessie, un feuillet aponévrotique résistant, constitué par l'aponévrose ombilico-vésicale et le feuillet antérieur de la gaine allantoïdienne ; en arrière, la gaine n'est représentée que par un simple tissu lamelleux.

« Il n'en est pas moins nécessaire de connaître et, par suite, de décrire ces lamelles celluleuses pré et rétro-vésicale ; au point de vue chirurgical, c'est la lame rétro-vésicale qui permet d'enlever la paroi vésicale dégénérée sans ouvrir la séreuse péritonéale ; c'est encore la gaine allantoïdienne qui s'infiltre de graisse dans les péricystites lipomateuses. Au point de vue anatomique pur, elle a une existence propre dont la raison d'être a été bien donnée par Ombrédanne...

« *Espace prévésical.* — Entre le *fascia transversalis* en avant et le feuillet ombilico-vésical en arrière, s'étend un espace rempli de graisse, l'espace prévésical ou de Retzius. Cet espace est limité en avant par la paroi abdominale et le *fascia tranversalis* ; en arrière, par l'aponévrose ombilico-vésicale sur la ligne médiane ; latéralement, par le péritoine ; en bas, par l'aponévrose pelvienne supérieure, dans l'espace qui sépare l'insertion du *fascia transversalis*, en avant de l'insertion de l'aponévrose ombilico-vésicale en arrière. En haut et latéralement, cet espace n'est pas clos, mais se continue avec l'espace sous-péritonéal ; en bas et latéralement, la partie inférieure de l'aponévrose ombilico-vésicale, placée de champ et s'insérant sur le bord antérieur de la grande échancrure sciatique, le clôt hermétiquement et le sépare de la gaine des vaisseaux hypogastriques et du tissu cellulaire prérectal.

« Ainsi compris, cet espace a la forme d'un demi-cylindre à concavité postérieure, qui embrasse la partie antérieure de la vessie. Sa portion supérieure est rétro-pariétale, sa partie inférieure rétro-pubienne. Il est rempli d'un tissu cellulaire, lâche chez l'enfant, plus ou moins chargé de graisse chez l'adulte ; ce tissu joue le rôle de séreuse prévésicale et facilite la locomotion de la paroi antérieure de la vessie sur la face postérieure de la paroi abdominale et de la symphyse. Dans quelques cas même, j'ai constaté la présence d'une bourse séreuse développée dans cet espace derrière la symphyse.

« Accidentellement on peut rencontrer dans la cavité de Retzius des ganglions lymphatiques.

« *Espace périvésical.* — Cet espace est situé entre l'enveloppe fibroséreuse et la paroi vésicale : il est occupé par la gaine allantoïdienne ; c'est un espace qui présente absolument la même forme que la vessie qu'il double, avec cette différence toutefois qu'il se prolonge jusqu'à l'ombilic, le long de l'ouraque et des artères ombilicales. Comme la cavité de Retzius, l'espace prévésical est purement virtuel. Dans cet espace rampent les veines périvésicales et les vaisseaux de la vessie. »

En 1900, M. Ombrédanne a donné des aponévroses périvésicales une description qui concorde dans ses grandes lignes avec les descriptions précédentes. Mais il considère les différents feuillets prévésicaux comme des formations d'origine vasculaire.

En présence d'opinions aussi contradictoires, MM. Cunéo et Veau (1) eurent l'idée de demander la clef de ce mystère anatomique à l'embryologie et entreprirent une série de coupes sur des embryons et des fœtus de six semaines à quatre mois.

Nous ne pouvons mieux faire que de reproduire les conclusions de ces auteurs :

(1) *Journal d'anatomie et de physiologie*, mars 1899.

« L'examen de nos coupes nous a fourni les résultats suivants : sur la coupe de la figure 1, exécutée sur un embryon long de 45 millimètres, on voit la vessie ou mieux le pédicule allantoïdien qui n'est pas encore différencié en ouraque et en vessie. Ce pédicule se présente avec une muqueuse à épithélium cylindrique, qu'entourent des fibres lisses

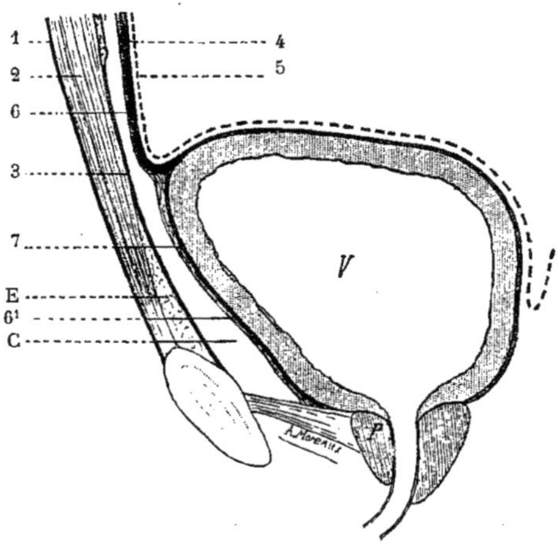

Fig. VIII. — Coupe sagittale de la paroi abdominale antérieure destinée à montrer l'espace sus-pubien et la cavité prévésicale (d'après DELBET).

1, Gaine antérieure du muscle droit ; — 2, Muscle droit ; — 3, Gaine postérieure du muscle droit s'amincissant au-dessous des replis semi-lunaires de Douglas ; — 4, Ouraque ; — 5, Péritoine ; — 6, Aponévrose ombilico-vésicale de Delbet se réunissant selon nous à l'aponévrose qui enveloppe la vessie, portion réfléchie de l'aponévrose supérieure du releveur de l'anus ; — 7, Aponévrose qui enveloppe la vessie ; — E, Espace sous-pubien ; — C, Cavité prévésicale.

encore peu nombreuses, mais très nettes. Il est flanqué latéralement des deux artères ombilicales, qui présentent des dimensions considérables. Ces trois organes forment un tout, isolé dans la cavité péritonéale et rattaché à la paroi abdominale antérieure par un mince méso (*mésocyste primitif*). Veines et artères ombilicales présentent d'abord une gaine commune. Plus tard, les artères ombilicales se détachent de plus en plus du canal ouraco-vésical, auquel les rattache un petit méso particulier. (Voir fig. 2.)

« Sur les coupes (fig. 2, 3, 4) qui appartiennent à un fœtus beaucoup plus âgé (4e mois), nous assistons à la disparition du mésocyste et à la formation concomitante de l'aponévrose ombilico-prévésicale. Bien que nos coupes aient été pratiquées sur le même sujet, il est possible de suivre sur elles toutes les étapes du processus, celui-ci étant plus ou moins avancé suivant le niveau de la coupe.

« C'est la figure 2, coupe moyenne, qui se rapproche le plus de l'état initial. La vessie présente un méso encore très net, bien que fortement élargi. Il existe de chaque côté de ce méso, entre la vessie et la paroi abdominale, deux culs-de-sac assez profonds. Lorsqu'on examine le mésocyste, on constate à son niveau l'existence d'une bande de tissu conjonctif dense qui, au niveau du fond des deux culs-de-sac, se continue sans ligne de démarcation aucune avec l'assise conjonctive sous-endothéliale. C'est l'ébauche de l'aponévrose ombilico-prévésicale. Le simple examen de la coupe et sa comparaison avec les schémas des figures 3 et 4 montrent que cette partie déjà formée de l'aponévrose ombilico-prévésicale dérive de l'accolement des deux couches conjonctives sous-séreuses qui se soudent après disparition de l'endothélium péritonéal.

« L'examen des coupes ultérieures va nous montrer que les dimensions de cette lame fibreuse inter-péritonéale s'accroissent en raison directe de la disparition des culs-de-sac latéraux.

« Sur la coupe de la figure 3, coupe inférieure, le processus est encore plus avancé. Il existe cependant encore deux culs-de-sac ; remarquons que le gauche est plus profond que le droit, ce qui est dû à un léger degré d'obliquité de la coupe. La lame conjonctive prévésicale unit les deux culs-de-sac et se continue à leur niveau avec le chorion de la séreuse.

« Enfin, dans la coupe représentée par la figure 4, coupe supérieure, le processus semble terminé. Ici, plus de culs-de-sac ; nous n'avons plus qu'une lame conjonctive réunissant deux régions symétriques du péritoine pariétal.

« En somme l'origine péritonale du fascia prévésicale nous est nettement attestée sur ces coupes : 1° par la continuité de cette aponévrose avec les lames conjonctives sous-endothéliales, pariétales et viscérales ; 2° par ce fait que l'aponévrose est d'autant plus étendue dans le sens transversal que les culs-de-sac sont moins profonds.

« Cette notion capitale étant bien démontrée, il nous reste à préciser certains points de détail.

« C'est ainsi que l'examen des trois coupes montre qu'il existe une différence considérable dans l'aspect de l'aponévrose ombilico-prévésicale suivant le niveau considéré. Pour la coupe représentée par la figure 4, coupe supérieure, les lames conjonctives qui constituent l'aponévrose sont peu condensées et il est facile de distinguer ce qui appartient au feuillet pariétal et au feuillet viscéral. Sur la coupe représentée par la figure 2, coupe moyenne, les éléments constituants de cette lame conjonctive commencent à se tasser. Enfin, sur la coupe représentée par la figure 3, coupe inférieure, ce tassement est plus complet encore et nous trouvons en avant de la vessie une lame homogène dans laquelle il n'est plus possible de faire la part du feuillet pariétal et du feuillet viscéral. Il est facile de voir que cette variété d'aspect est la conséquence de l'inégal développement des différentes parties du pédicule allantoïdien, et que la condensation plus précoce et plus considérable de la partie inférieure de l'aponévrose ombilico-prévésicale est due à la pression mécanique qu'exerce sur elle le globe vésical.

« Ces notions sur le développement de l'aponévrose ombilico-prévésicale vont nous permettre de prendre nettement parti entre les deux opinions en cours sur la constitution anatomique définitive de ce feuillet. L'embryologie nous démontre l'existence et nous donne la signification d'un feuillet prévésical qui, de par son mode de développement, doit avoir une double insertion péritonéale latérale, c'est-à-dire répond à la description de Charpy et de Pierre Delbet. Qu'il existe une lame postérieure sous-péritonéale, la chose est anatomiquement possible, mais il est certain que cette lame ne saurait avoir la même signification et la même valeur que l'antérieure ; par conséquent, il est illogique de les réunir en un seul tout. Au surplus, tous les auteurs s'accordent à reconnaître entre les deux lames une différence macro-

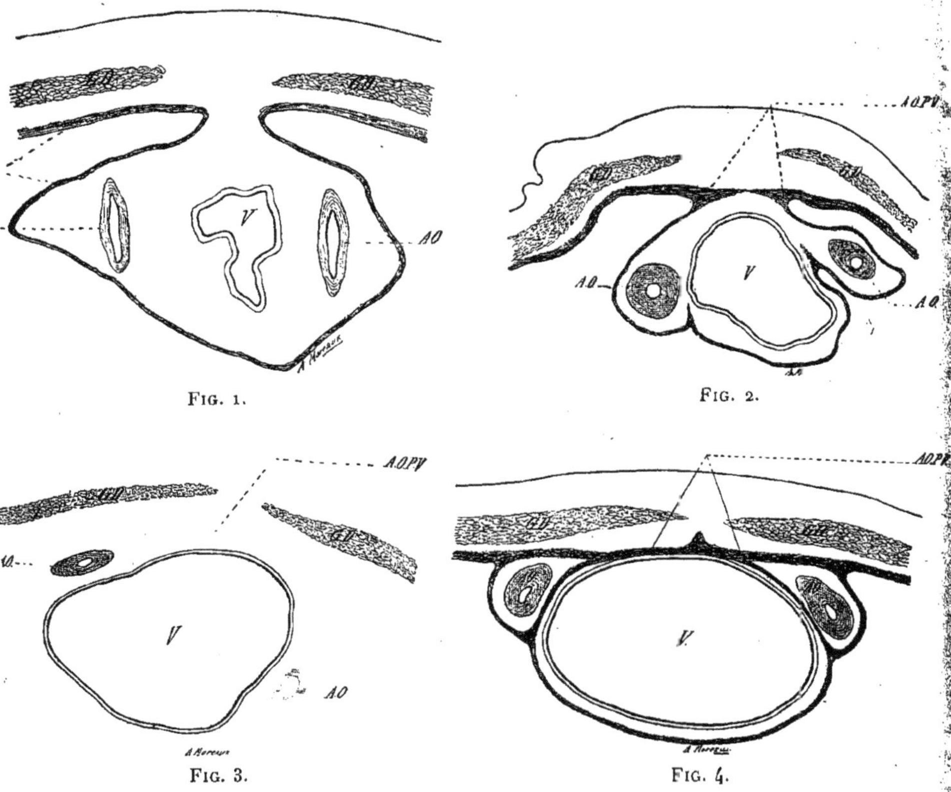

FIG. 1.

FIG. 2.

FIG. 3.

FIG. 4.

FIG. 1, 2, 3, 4. — Figures schématiques (imitées et simplifiées du travail de Cunéo et Veau), destinées à montrer la formation de l'aponévrose ombilico-prévésicale, par évalescence de deux feuillets du péritoine prévésical. La figure n° 1 représente le stade initial, le n° XII la disposition définitive.

GD, Grand droit de l'abdomen ; — AOPV, Aponévrose ombilico-prévésicale ; — AO, Artère ombilicale ; — V, Vessie ; — P, Péritoine.

scopique évidente, la lame postérieure le cédant beaucoup en épaisseur et en netteté à la lame antérieure. Et n'apparaît-il pas maintenant que cette lame postérieure a été surtout créée par le désir de compléter une gaine aponévrotique, cependant fatalement incomplète de par son mode de développement?

« Remarquons encore que les plus petits détails de la disposition anatomique définitive trouvent dans l'embryologie une explication satisfaisante. On sait que l'aponévrose s'insère latéralement sur le péritoine en englobant, dans son dédoublement, les deux artères ombilicales. Il suffit d'examiner les trois schémas de la figure 5, pour voir que cette disposition est la conséquence de l'existence du méso spécial de l'artère ombilicale et de la coalescence des deux culs-de-sac adjacents à ce méso. »

L'opinion de MM. Cunéo et Veau a été combattue par quelques auteurs.

D'après Ancel (1), les poches péritonéales ne disparaîtraient pas par accolement de leurs parois, et l'aponévrose ombilico-prévésicale n'aurait pas une origine péritonéale. Mais à l'appui de cette opinion il n'apporte pas, selon nous, de preuves concluantes.

Dans un travail exécuté sous l'inspiration de Disse, Budde (2) combat la théorie de Cunéo et Veau. Mais, comme le fait remarquer Merkel (3), les figures de Budde ne permettent aucune conclusion.

Merkel (4) a examiné à son tour la paroi abdominale de trois fœtus et arrive aux mêmes conclusions que Budde.

Nous avons étudié avec soin les figures données par Ancel, Budde et Merkel et examiné leurs arguments. Aucun de ceux-ci ne nous a paru convaincant. Nous eussions désiré reprendre nous-même cette intéressante question de morphologie. Le temps nous a manqué pour le faire. Pour l'instant il nous paraît donc impossible d'adopter des conclusions fermes sur la signification morphologique de l'aponévrose

---

(1) Ancel, Étude sur le développement des aponévroses ombilico-prévésicales. *Bibl. anatomique*, 1902. — Titres et travaux, 1904, p. 39.

(2) Budde, *Unters. über die Lagebeziehungen und die Form der Harn blase bein menchlischen Fölus.* Inaug. Diss. Marburg, 1901.

(3-4) Merkel, *Handbuch der topographischen Anatomie*, p. 198.

ombilico-prévésicale, jusqu'à ce que de nouvelles recherches aient définitivement éclairé ce point.

Comme on le voit, l'accord est loin d'être fait sur la disposition et la signification des aponévroses périvésicales.

Laissant de côté la question de morphogénie, que nous n'avons pu aborder, nous allons maintenant indiquer le résultat de nos recherches personnelles sur la disposition des feuillets périvésicaux.

II. — ANATOMIE

Nous étudierons successivement :
1° La loge vésicale
2° La loge périvésicale ;

§ 1. — **Loge vésicale.**

Pour bien comprendre la disposition de la loge prévésicale, il nous faut d'abord donner une description isolée des différents feuillets qui la limitent.

1° Feuillets aponévrotiques.

Les feuillets qui limitent la loge vésicale sont : l'aponévrose ombilico-prévésicale ; l'aponévrose prostato-péritonéale et accessoirement l'aponévrose pelvienne supérieure.

Aponévrose ombilico-prévésicale (1).—Elle a la forme d'un demi-cône

(1) *Fascia ombilico-vésicalis*, de Farabeuf ; *Fascia transversalis* celluleux, de Richet ; *Fascia transversa propria*, de Leusser ; *Fascia transversa Retzii*, de Pauzat ; *Fascia propria*, de Velpeau ; *Fascia vesicalis*, de Charpy ; *Fascia allantoïdiea*, de Paul Delbet.

creux dont la concavité regarde en arrière. On peut lui décrire un sommet, une base, deux faces et deux bords latéraux. Son *sommet* répond à
l'ombilic. Sa *base* curviligne s'insère sur l'aponévrose pelvienne supérieure. Cette insertion affecte donc, dans son ensemble, la forme d'une
courbe dont la concavité regarde en arrière. Elle répond à l'union du
segment oblique (1) et du segment vertical (2) de l'aponévrose pelvienne supérieure. Cette insertion est extrêmement solide et il y a, à
ce niveau, une véritable continuité entre les deux feuillets fibreux.
C'est ce qui explique que Roger et Drappier, en se basant sur ces connexions intimes, aient pu décrire et figurer la partie inférieure de

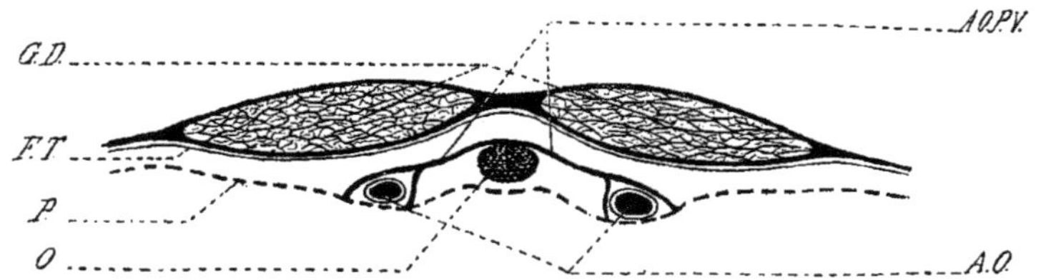

Fig. IX. — Coupe transversale de la paroi abdominale passant au niveau de l'ouraque.

G. D., Grand droit de l'abdomen ; — A. O. P. V., Aponévrose ombilico-prévésicale ; — A. O., Artère
ombilicales ; — O, Ouraque ; — P, Péritoine ; — F. T., *Facia transversalis.*

l'aponévrose ombilico-prévésicale comme une expansion viscérale de
l'aponévrose pelvienne.

Les deux faces de l'aponévrose sont, l'une convexe, l'autre concave ;
la face convexe peut être découpée en deux segments, l'un antérieur,
l'autre latéral, se continuant, d'ailleurs, sans ligne de démarcation
aucune.

Le *segment antérieur*, AOPV, fig. X, répond à la paroi abdominale
antérieure, dont il est séparé par le tissu cellulaire de la cavité prévésicale (cavité de Retzius).

(1) Aponévrose pelvienne supérieure proprement dite ; aponévrose pelvienne anatomique ; aponévrose pelvienne chirurgicale (Drappier).

(2) Aponévrose latérale de la prostate des auteurs, partie interne de l'aponévrose
pelvienne anatomique de Drappier.

Le *segment latéral* A'O'P'V', fig. X et XI, répond à la paroi latérale de l'excavation pelvienne, tapissée par l'obturateur et la partie
supérieure du releveur, par l'aponévrose pelvienne supérieure. Le segment latéral est séparé de cette aponévrose par les prolongements
latéraux de la cavité de Retzius.

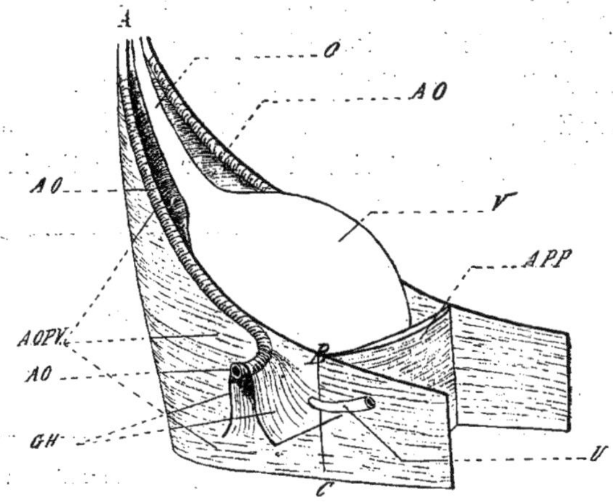

Fig. X. — Figure schématique destinée à faire comprendre la disposition de la loge
vésicale, dont la forme peut être comparée à celle d'une baignoire, recouverte d'un
drap, et à l'intérieur de laquelle on aurait placé un ballon, la vessie. Le dossier de
la baignoire étant représenté ici par l'aponévrose ombilico-prévésicale (le péritoine
n'a pas été représenté pour la clarté de la figure).

A'O'P'V', Aponévrose ombilico-prévésicale, partie latérale sagittale ; — AOPV, Aponévrose ombilico-prévésicale, partie antérieure frontale ; — GH, Gaine hypogastrique ; — O, Ouraque ; —
AO, Artères ombilicales ; — U, Uretère ; — LR, Lames latéro-rectales (aponévrose sacro-recto-
génitale des auteurs) ; — APP, Aponévrose prostato-péritonéale.

Sa *face postérieure concave* comprend deux segments :

1° Le segment supérieur, supravésical, qui répond à l'ouraque ;

2° Le segment inférieur, vésical, qui est entièrement appliqué sur
la face antérieure et les bords latéraux de la vessie, et dont la sépare
une mince couche de tissu cellulaire.

Les *bords latéraux* de l'aponévrose ombilico-prévésicale peuvent se
diviser en deux segments :

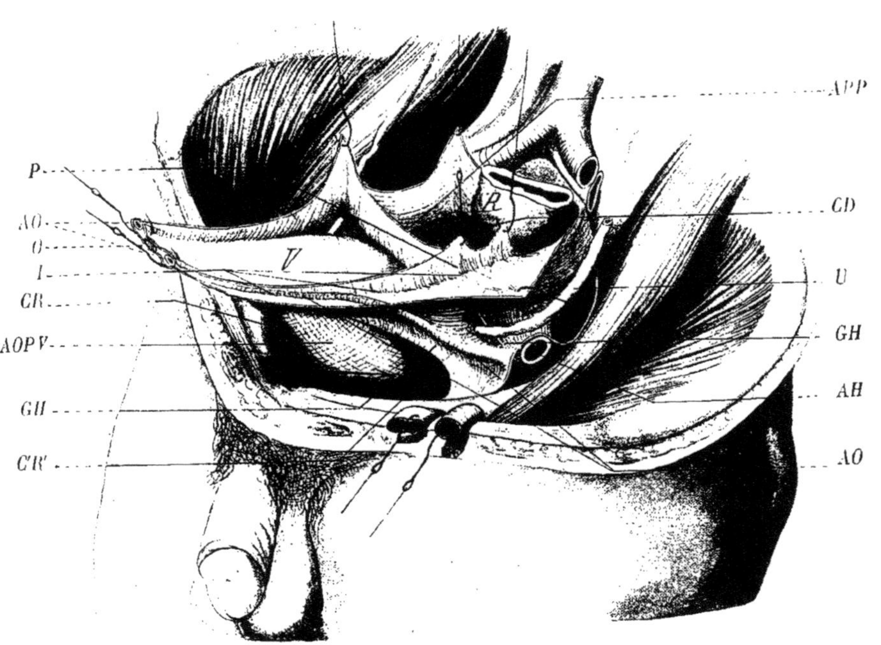

Figure d'après nature, destinée à montrer la disposition de l'aponévrose ombilico-prévésicale.

AOPV, Aponévrose ombilico-prévésicale ; — P, Péritoine recouvrant la partie supérieure de la loge vésicale (incisé longitudinalement et relevé) ; — V, Vessie à nu ; — AO, Artère ombilicale ; — O, Ouraque ; — G H, Gaine hypogastrique ; — CR, Cavité de Retzius (partie moyenne) ; — APP, Aponévrose prostato-péritonéale ; — C D, Cul-de-sac de Douglas ; — U, Uretère cheminant entre la gaine hypogastrique et l'aponévrose ombilico-prévésicale et perforant cette dernière immédiatement en avant l'insertion de l'aponévrose prostato-péritonéale ; — AH, Artère hypogastrique donnant l'artère ombilicale qui soulève la gaine hypogastrique à ce niveau ; — C' R', Cavité de Retzius, prolongement latéral limité en arrière par la tente de gaine hypogastrique ; — I, Insertion supérieure de l'aponévrose ombilico-prévésicale sur le péritoine déprimé à ce niveau.

G. STEINHEIL, Éditeur.

Un *segment supérieur* AB, fig. X, qui répond aux artères ombilicales et au cordon fibreux qui les prolonge jusqu'à l'ombilic ;

Un *segment inférieur* BC, fig. X, qui l'unit à l'aponévrose prostato-péritonéale.

Aponévrose prostato-péritonéale de Denonvilliers. — L'aponévrose prostato-péritonéale de Denonvilliers affecte la forme d'un quadrilatère auquel nous décrirons deux faces et quatre bords.

Les deux faces sont antérieures et postérieures : La FACE ANTÉRIEURE forme en arrière la loge vésicale, la FACE POSTÉRIEURE forme en avant la loge rectale.

Des quatre bords : LE SUPÉRIEUR s'insère sur le péritoine (cul-de-sac génito-rectal ou semino-rectal) ; L'INFÉRIEUR se perd sur le plancher pelvien, au voisinage du *bord postérieur* du plancher uro-génital. Les BORDS LATÉRAUX se continuent : *en avant* avec la partie inférieure des bords latéraux de l'aponévrose ombilico-prévésicale, *en arrière* avec le bord antérieur des lames latéro-rectales (aponévroses sacro-recto-génitales des auteurs).

L'aponévrose de Denonvilliers est d'ailleurs formée de deux feuillets, l'un antérieur, l'autre postérieur. Ces deux feuillets limitent une loge qui renferme les vésicules séminales et la partie terminale des canaux déférents.

Cette loge est ouverte sur les côtés. C'est par cette ouverture latérale que pénètrent les pédicules vasculaires des vésicules séminales et les canaux déférents. Cette loge est l'homologue de la cavité du ligament large de la femme.

Nous n'insisterons pas ici sur l'origine de l'aponévrose de Denonvilliers. Nous tenons seulement à rappeler que Cunéo et Viau ont démontré son origine péritonéale, et si cette origine a été discutée pour l'aponévrose ombilico-prévésicale, elle a été, par contre, universellement adoptée pour l'aponévrose de Denonvilliers.

Aponévrose pelvienne supérieure. — Nous n'insisterons pas sur la disposition de l'aponévrose pelvienne supérieure, qui ne prend pour ainsi dire aucune part à la formation de la loge vésicale. Rappelons seulement en deux mots que cette aponévrose revêt les muscles qui forment le plancher musculaire du pelvis, c'est-à-dire la partie supé-

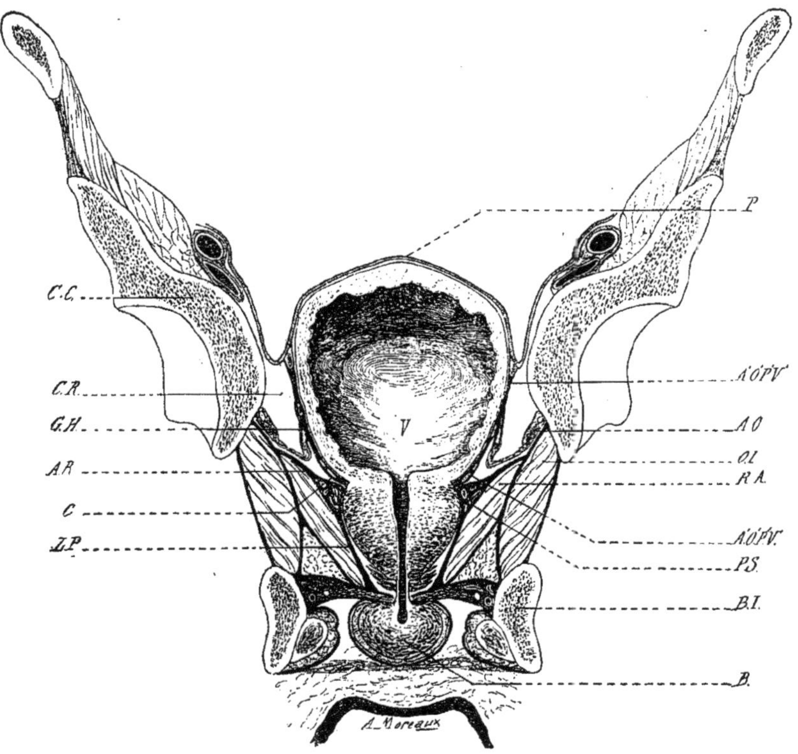

FIG. XI. — Coupe frontale du bassin passant par la cavité cotyloïde.

CC, Cavité cotyloïde ; — P, Péritoine ; — CR, Cavité de Retzius ; — GH, Gaine hypogastrique contenant dans son épaisseur des artères allant à la vessie ; — AR, Aponévrose du releveur se continuant en C avec l'aponévrose OPV ; — A'O'P'V', Aponévrose ombilico-prévésicale ; — CP, Prostate ; — AO, Aponévrose de l'obturateur interne ; — OI, Obturateur interne ; — RA, Releveur de l'anus (coupe un peu trop épaisse dans notre figure) ; — B, Bulbe de l'urètre ; — BI, Branche ascendante de l'ischion ; — LP, Aponévrose du releveur constituant les lames latérales de la prostate ; — PS, Plexus de Santorini.

rieure de l'obturateur sus-jacente à l'insertion du releveur de l'anus, le releveur de l'anus et l'ischio-coxigien.

On sait que cette aponévrose peut être considérée comme comprenant deux segments :

Un, oblique, regarde en haut et en dedans. (Segment externe de l'aponévrose pelvienne anatomique, où aponévrose pelvienne chirurgicale de Drappier.)

L'autre, interne vertical, formant les aponévroses latérales de la prostate. (Segment interne de l'aponévrose anatomique de Drappier.)

C'est à l'union de ces deux segments que s'insère, comme nous l'avons vu, le bord inférieur de l'aponévrose ombilico-prévésicale (Voir fig. XI).

2° LOGE VÉSICALE.

Nous connaissons maintenant les différents feuillets prévésicaux. Voyons comment ils s'ordonnent pour former la loge vésicale.

Cette loge a la forme d'un cône, aplati dans le sens antéro-postérieur, dont le sommet répond à l'ombilic et la base évasée au plancher pelvien.

Nous lui décrirons :

    1° Un sommet ;

    2° Une base ;

    3° Une face antérieure ;

    4° Une face postérieure ;

    5° Deux bords latéraux.

1° Le *sommet* répond à l'ombilic.

2° La *base* répond au plancher pelvien. Dans l'intervalle qui sépare les deux muscles releveurs de l'anus, cette base forme en quelque sorte le plafond de la loge prostatique. Il n'existe d'ailleurs aucun feuillet de séparation entre les deux loges, et la prostate est immédiatement adjacente à la vessie. On peut donc dire que la loge vésicale communique en bas avec la loge prostatique.

3° La *face antérieure* de la loge vésicale est formée par l'aponévrose ombilico-prévésicale.

4° Sa *face postérieure* est formée par le péritoine dans ses quatre cinquièmes supérieurs, et dans son cinquième inférieur par l'aponévrose prostato-péritonéale de Denonvilliers.

5° Ses *bords latéraux* répondent à l'union du péritoine et de l'aponévrose ombilico-prévésicale. C'est au. niveau de ces bords latéraux, dans un dédoublement de l'aponévrose ombilico-prévésicale, que cheminent les artères ombilicales ou les cordons oblitérés qui les représentent chez l'adulte.

Comme on le voit, la loge vésicale est donc mixte, *mi-aponévrotique mi-péritonéale*.

Cette loge contient la vessie, l'ouraque et les artères ombilicales. Tous ces organes sont entourés par du tissu cellulaire, qui peut devenir très abondant dans les cas pathologiques, mais c'est exagéré que de vouloir lui donner le nom de gaine allantoïdienne.

§ 2. — Loge périvésicale.

Par l'intermédiaire de l'aponévrose ombilico-prévésicale, la loge vésicale répond à la loge périvésicale ou cavité de Retzius. Mais, avant de décrire cette cavité, nous allons dire un mot du *cavum supra pubicum*.

Immédiatement derrière la face postérieure des grands droits de l'abdomen, il y a le *cavum supra pubicum* de Leusser et Pauzat. C'est, suivant les descriptions, le *spatium retromusculare*, le *cavum submusculare*, le *spatium supra pubium*, la *fossa retromuscularis* (Charpy), le *spatium præfaciale* (Waldeyer). Il est limité en avant par la face postérieure des grands droits, en bas par le bord supérieur de la symphyse pubienne, en arrière par le *fascia transversalis, fascia transversa* de Cloquet, *fascia transversa* fibreux de Richet, *fascia transversa* de Cooper, *fascia endogastrica* de Retzius.

CAVITÉ DE RETZIUS

La *cavité de Retzius* (1) ou espace prévésical est une loge celluleuse placée en avant et sur les côtés de la loge vésicale, dont la sépare
l'aponévrose ombilico-prévésicale. Bien que cette cavité soit indi-
vise, nous la considérons, pour plus de commodité, comme formée de
trois parties :

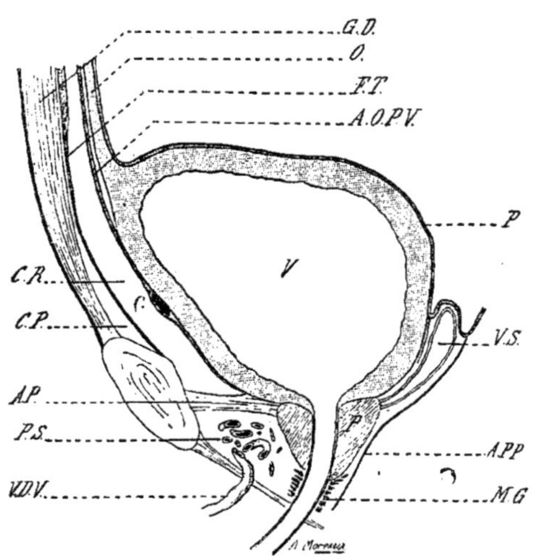

Fig. XII. — Coupe sagittale passant par la symphyse.

GD, Grand droit de l'abdomen ; — O, Ouraque ; — FT, *Fascia transversalis ;* — APV, Aponévrose
ombilico-prévésical ; — G, Ganglion interrupteur prévésical ; — CR, Cavité de Retzius ; — AP,
Aponévrose pelvienne supérieure ; — PS, Plexus de Santorini ; — P, Péritoine ; — APP, Aponévrose prostato-péritonéale ; — VS, Vésicules séminales ; — VDV, Veine dorsale de la verge ;
CP, *Cavum supra-pubium ;* — MG, Sphincter strié.

Une partie antérieure, véritablement prévésicale, et deux parties

(1) *Synonymie* : Waldeyer divise la cavité de Retzius par une ligne imaginaire passant
le bord supérieur de la symphyse en deux parties :

a) Une loge supérieure, située derrière la paroi abdominale, c'est le *spatium retro
faciale* ;

b) Une loge inférieure comprise entre la symphyse de la vessie, à laquelle il réserve
le nom de *spatium prévésicale*.

latérales symétriquement placées de chaque côté de la vessie.

Nous le répétons, ces trois segments sont absolument continus.

La *partie antérieure moyenne* est limitée *en avant* par la paroi abdominale antérieure. Rappelons que celle-ci est formée par les muscles droits et par leur gaine aponévrotique, tapissée par le *fascia trans-*

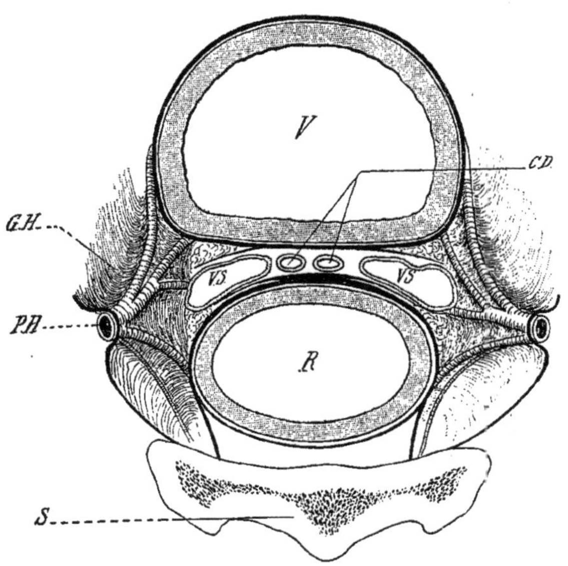

Fig. XIII. — Coupe transversale du bassin schématique.

R, Rectum ; — V, Veine ; — PH, Palmure hypogastrique ; — S, Sacrum ; — CD, Canaux différents ; GH, Gaine hypogastrique.

versalis (1). Elle est limitée *en arrière* par l'aponévrose ombilico-prévésicale.

En haut, la cavité de Retzius s'arrête à l'ombilic. *En bas*, elle descend jusqu'au plancher pelvien et répond à ce feuillet, qui recouvre supérieurement le plexus de Santorini, et qui est une dépendance de l'aponévrose pelvienne supérieure.

(1) *Fascia transvèrsa* de Cloquet, *Fascia transversa* fibreux de Richet, *Fascia transversa* de Cooper, *Fascia endogastrica* de Retzius.

Latéralement et *au-dessus* de la vessie, elle se continue avec le tissu cellulaire sous-péritonéal des fosses iliaques, comme l'avait bien vu Bouilly. Cependant il existe une limite latérale, assez faible d'ailleurs,

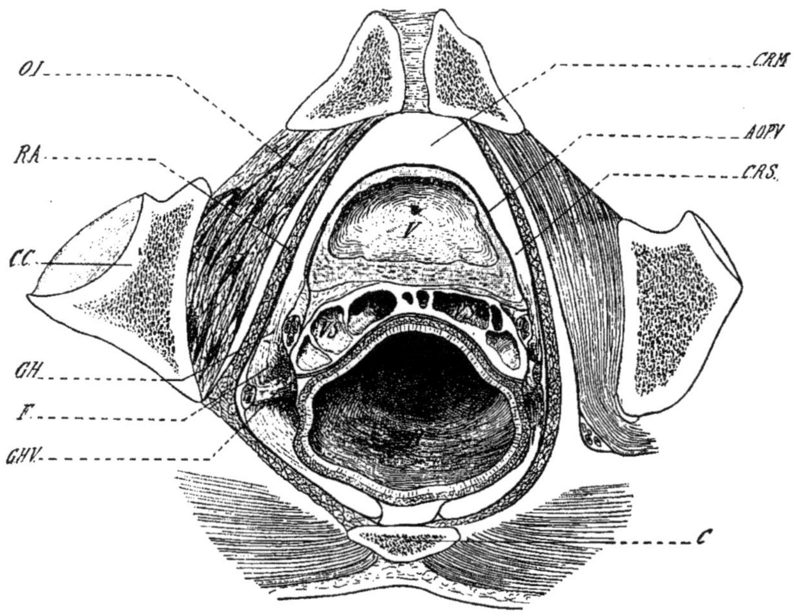

Fig. XIV. — Coupe transversale du bassin, passant par la cavité cotyloïde et le coccyx.

OI, Obturateur interne ; — RA, Releveur de l'anus revêtu de son aponévrose, laquelle se continue au fond de la C. de R. avec l'aponévrose OPN ; — GH, Gaine hypogastrique ; — GHV, Gaine hypogastrique soulevée par des vaisseaux et formant la limite postérieure de la cavité de Retzius ; — F, Arrière-fond de la cavité de Retzius ; — VS, Vésicule séminale ; — CRM, Cavité de Retzius, segment moyen ; — CRL, Cavité de Retzius, segment latéral ; — AOPV, Aponévrose ombilico- prévésicale ; — C, Coccyx ; — CC, Cavité cotyloïde.

due aux adhérences que présente le péritoine avec le *fascia transversalis*, au niveau des artères épigastriques ; mais des injections poussées décollent assez facilement ces adhérences.

Latéralement et au *niveau* de la vessie, le segment prévésical de la cavité de Retzius se continue des deux côtés avec les segments latérovésicaux de cette cavité.

Chacun de ces *segments latéro-vésicaux* est limité de la façon sui-

vante : En haut il répond au péritoine ; en bas, au plancher pelvien,
c'est-à-dire à l'aponévrose pelvienne supérieure ; en dedans, aux parties
latérales, latéro-vésicales de l'aponévrose, ombilico-prévésicale ; en
dehors, à la paroi latérale de l'excavation pelvienne, formée par l'obturateur interne tapissé par son aponévrose.

En avant, ces segments latéraux se continuent avec le segment
prévésical. En arrière, ces espaces latéro-vésicaux se prolongeraient
jusqu'à la partie postérieure de l'excavation pelvienne, c'est-à-dire
jusqu'au niveau du sacrum, si un nouveau feuillet n'intervenait pas
pour cloisonner cet espace (Voir fig. XV). Ce feuillet c'est la gaine
hypogastrique.

GAINE HYPOGASTRIQUE

Cette gaine hypogastrique, généralement passée sous silence par
la plupart des auteurs, a été bien décrite par Farabeuf et par ses
élèves, et notamment par Cerf (1).

Ce n'est qu'une gaine vasculaire. On sait que ces gaines, qui autour
des gros vaisseaux constituent des étuis tubuleux, revêtent la forme
de lames étalées, lorsque les vaisseaux auxquels elles sont annexées
s'épanouissent en un bouquet vasculaire. C'est ce qui se produit au
niveau des branches vasculaires de l'hypogastrique.

La gaine hypogastrique forme avec ces branches une véritable palmure, dont chacun de ces vaisseaux représente un rayon (Voir fig. XVI).

De plus, chacune de ces artères soulève le feuillet celluleux en formant ainsi une sorte de tente (Voir fig. XV).

Farabeuf rend bien compte de cette disposition en employant une
description imagée. Il compare chaque vaisseau à l'amarre d'un canot
flottant dans une eau chargée d'herbes aquatiques. Si un mouvement
de va-et-vient du canot vient à faire surgir l'amarre hors de l'eau,
celle-là soulève les herbes qui constituent ainsi au cordage une véri-

---

(1) CERF, *Les vaisseaux sanguins du périnée et des viscères pelviens.* Thèse Paris, 1895.

table enveloppe. De même chacune des branches de l'hypogastrique soulève les fibres de la toile qui les recouvre toutes. Ainsi se constitue toute une série de méso celluleux, qui se portent vers les organes pelviens et les réunissent au point d'épanouissement des branches antérieures de l'hypogastrique, c'est-à-dire à la région de la grande échancrure sciatique.

Dans son ensemble, la gaine hypogastrique forme donc une lame qui, née au niveau du tronc hypogastrique, se porte obliquement en

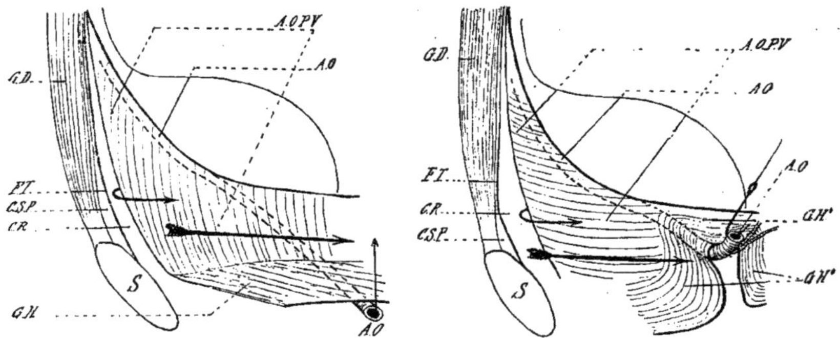

Fig. XV et XVI. — Figures schématiques destinées à montrer l'artère ombilicale soulevant la gaine hypogastrique en une tente, qui forme la limite postérieure de la cavité de Retzius.

GD, Grand droit de l'abdomen ; — FT, *Fascia transversalis* ; — CR, Cavité de Retzius ; — GH, Gaine hypogastrique ; — APV, Aponévrose ombilico-prévésicale ; — AO, Artère ombilical ; — CSP. Caverne supra-pubienne ; — GH', Gaine hypogastrique soulevée. Les flèches placées dans la cavité de Retzius sont arrêtées par la gaine hypogastrique soulevée à ce niveau par l'artère ombilicale.

bas et en dedans, formant ainsi une cloison qui divise l'espace latéro-vésical en deux étages, l'un supérieur, sous-péritonéal proprement dit, l'autre inférieur. Mais ce n'est pas tout. Au niveau de chacune des branches de l'hypogastrique, cette lame est soulevée en une sorte de tente qui se rapproche du péritoine par son sommet et tend ainsi à cloisonner l'étage supérieur (Voir fig. XV).

Au niveau de la partie postérieure de la vessie, on voit partir de la région de la grande échancrure sciatique une de ces tentes, qui va se perdre ensuite sur la gaine viscérale formée par l'aponévrose ombilico-prévésicale. Cette tente n'est autre que le méso celluleux que la gaine hypogastrique forme aux artères vésicales et génitales. Elle constitue une cloison presque transversale, légèrement oblique cependant en avant et en dedans. C'est cette cloison qui arrête le doigt introduit dans le segment latéral de la cavité de Retzius et qui l'empêche d'atteindre le segment postérieur ou rectal de l'espace latéroviscéral (AO, planche I).

En résumé, la cavité latéro-vésicale est cloisonnée, d'abord dans le sens horizontal, par l'ensemble de la gaine hypogastrique. Elle est ensuite cloisonnée dans le sens frontal par les tentes de cette gaine. C'est la tente qui contient les artères vésicales et génitales, qui forme en arrière les limites postérieures de l'espace latéro-vésical.

CHAPITRE II

TISSU CELLULAIRE ET LYMPHATIQUES
DE LA RÉGION PRÉVÉSICALE

La région prévésicale nous étant maintenant bien connue, il nous reste à en étudier, pour le point qui nous intéresse, le tissu cellulaire et les lymphatiques.

I. — TISSU CELLULAIRE

Ayant déjà eu l'occasion de le décrire plus haut, nous rappellerons seulement que la cavité de Retzius est remplie d'un tissu cellulaire qui peut s'infiltrer de graisse.

La vessie elle-même, comme tout organe qui se meut, s'est créé autour d'elle une atmosphère cellulaire, qui facilite ses mouvements physiologiques de dilatation et de rétraction. Il ne nous semble donc pas nécessaire de lui donner un nom spécial.

II. — LYMPHATIQUES

Les lymphatiques de la vessie ont été longtemps ignorés, et, pendant longtemps aussi, il fut classique de dire que la vessie n'avait pas de lymphatiques. On sait maintenant qu'ils existent, mais bien des détails restent encore à préciser. Pasteau (1), dans sa thèse, dit ceci:

(1) Pasteau, *État du système lymphatique dans les maladies de la vessie et de la prostate*. Paris, 1898, p. 32. G. Steinheil, éditeur.

« Il existe cependant des résultats plus précis sur lesquels il est permis de s'arrêter. Plusieurs anatomistes, parmi lesquels Mascagni, se rencontrent pour dire qu'il existe sur les côtés de la vessie, sous le péritoine, une série de petits ganglions assez constants (on pourrait les appeler *ganglions latéraux de la vessie*, qui correspondent au trajet des artères ombilicales.

« Ces ganglions, qui se trouvent en général sur une bifurcation des vaisseaux, sont plus particulièrement accolés aux parois vésicales. Ils semblent appartenir en propre à la vessie, et les lymphatiques qui en viennent traversent d'abord ces ganglions avant d'aller gagner le plexus hypogastrique. Zeller en avait déjà vu en 1687, Haller en 1750. Cruikshank, en 1787, les avait admis, ainsi que Bichat, Boyer, Gavard, et, plus récemment, Mercier.

« Gerota a, d'autre part, appelé l'attention sur un ou deux petits ganglions qu'on trouve à la face antérieure de la vessie, accolés à l'organe, au niveau de l'artère vésicale supérieure, branche de l'ombilicale, ou parfois un peu plus bas dans le tissu graisseux rétro-pubien. Avec Waldeyer, il les nomme *ganglions vésicaux antérieurs*.

« Les recherches de Sappey l'ont amené à dire que certains lymphatiques de la vessie ne vont pas aux ganglions hypogastriques, car chez le chien et le lapin il a injecté des lymphatiques qui, partant du col, vont se terminer dans les ganglions situés au-dessous des vaisseaux iliaques externes, à l'union de la paroi antérieure avec les parois latérales de l'excavation du bassin, ou bien dans des ganglions qui longent le côté inférieur de la veine iliaque externe.

« Pour moi, j'ai réussi une seule fois à injecter, avec une solution de bleu de Prusse, un ganglion situé un peu en avant de la bifurcation de l'artère iliaque primitive droite chez un cobaye ; avec le même procédé, Albarran et Suchard avaient déjà réussi à colorer sur un chien et sur un cobaye un ganglion situé un peu au-dessous de la bifurcation de l'iliaque primitive. De son côté, Gerota admet la terminaison des lymphatiques vésicaux dans un ganglion situé immédiatement au-dessous de l'artère iliaque externe ou dans un ganglion situé au niveau de la

bifurcation de l'artère hypogastrique. De ces recherches, il semble
donc bien résulter que s'il existe des lymphatiques vésicaux qui se
rendent à des ganglions situés le long de l'artère ombilicale ou sous
les veines iliaques externes, il est certain que c'est surtout le long de

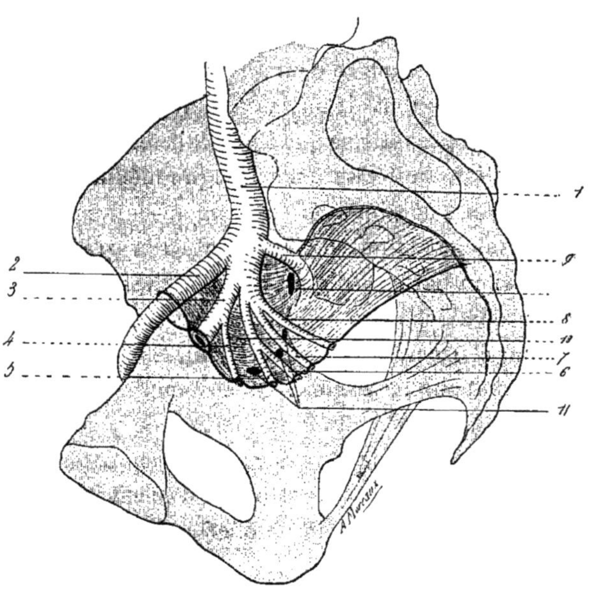

Fig. XVII. — La gaine des vaisseaux hypogastriques chez le nouveau-né (palmure
hypogastrique).

1, Artère iliaque primitive ; — 2, Artère iliaque externe ; — 3, Artère iliaque ombilicale ; — 4, Artère
iliaque obturatrice ; — 5, Artère iliaque génito-urinaire ; — 6, Artère iliaque hémorroïdale moyenne ;
— 7. Artère iliaque eschiatique; — 8, Artère iliaque honteuse ; — 9, Artère iliaque fessière ; —
10, Tissu cellulaire faisant l'étoffe de l'éventail ; — 11, Groupe ganglionnaire en croissant.

l'iliaque interne et jusqu'à l'origine de l'iliaque primitive que doit se
trouver la terminaison normale des lymphatiques de la vessie. »

Mais le siège exact de ces ganglions n'est pas bien précisé.
Gerota (1), en effet, place les latéraux dans la graisse qui suit les

(1) GEROTA, Ueber die Lymphgefässe und die Lymphdemsen der Nabelgegend und
der Harmblasse. *Anatomischer Anzeiger*, Bd. XII, 1896.

artères ombilicales, et les antérieurs « derrière la symphyse pubienne et dans le tissu adipeux prévésical ». Sont-ils littéralement accolés sur la vessie ou sont-ils dans la cavité de Retzius ? Dans son intéressante communication faite à la Société de chirurgie, en 1899, M. Bazy (1) ne précise pas davantage. « Je vous présente un ganglion, ou plutôt la moitié d'un ganglion, l'autre moitié ayant servi aux préparations ci-jointes. Je l'ai trouvé dans le cours d'une taille hypogastrique chez un enfant de 16 ans, qui avait un calcul unique de 15 grammes et en même temps une cystite intense que l'on avait considérée comme tuberculeuse ; le ganglion était situé sur la ligne médiane, au-dessous du repli péritonéal et à 2 centimètres environ au-dessus de la symphyse pubienne ; la vessie contenait environ 150 à 160 grammes de liquide. Il a le volume d'un haricot, il était contre la vessie, au milieu de ce tissu celluleux condensé qui relie le cul-de-sac péritonéal à la symphyse pubienne, espèce d'aponévrose qu'on est obligé d'inciser pour arriver directement sur la vessie... Quels lymphatiques reçoivent-ils ? Leur coexistence avec la cystite me permet de penser qu'ils peuvent recevoir les lymphatiques de la vessie ; où se rendent ces lymphatiques qui partent de ces ganglions ? C'est ce qu'il m'est impossible de dire. Je laisse aux anatomistes le soin de décrire les vaisseaux afférents et efférents. »

Nous avons vu que, pour M. Paul Delbet, « accidentellement il y a des ganglions lymphatiques dans la cavité de Retzius ».

En 1902, notre maître, M. Bazy (2), revient sur cette question des ganglions prévésicaux, pour la découverte desquels il réclame avec juste raison la priorité et précise ainsi : « En résumé, j'ai vu ces ganglions pathologiquement développés dans la cavité de Retzius et non sur les parois de la vessie, comme l'a vu M. Gerota et comme l'a décrit, d'après M. Gerota, M. Pasteau. J'ai vu deux ganglions en 1895, M. Gerota les décrit en 1896, j'en retrouve en 1899 et alors je les signale.

(1) BAZY, *Bulletin et mémoires Société de Chirurgie*. Paris, 1899, p. 805.
(2) BAZY, *Bull. et mém. Soc. de Chirurgie de Paris*, 13 mai 1902.

« La seule différence entre l'anatomiste et moi, c'est que l'anatomiste paraît les décrire *comme accolés à la paroi antérieure de la vessie, tandis que ceux que j'ai vus n'étaient pas accolés à la vessie.* »

Marcille donne des lymphatiques vésicaux la description suivante :

« Nous ne nous occuperons pas, dans ces recherches, des origines des lymphatiques vésicaux. Rappelons, cependant, que l'existence de lymphatiques muqueux est presque universellement rejetée aujourd'hui, que le véritable réseau d'origine des lymphatiques vésicaux siège dans la musculaire, et que, de ce point, partent des troncs qui forment à la surface de la vessie un plexus sous-péritonéal.

« Ce plexus sous-péritonéal forme directement les collecteurs terminaux.

« Sappey représente ces lymphatiques sous-séreux en réseau serré. Je n'ai jamais rien vu d'analogue. On trouve dans la sous-muqueuse une série de troncs d'assez gros calibre. Ils ont tous un type particulier. Les flexuosités qu'ils décrivent forment de grandes anses ; ces anses sont destinées à permettre l'ampliation vésicale. Les troncs sous-péritonéaux sont déjà, en somme, de vrais collecteurs. Ils résument la circulation lymphatique des diverses couches de la vessie.

« Les lymphatiques se portent tous vers les bords du réservoir vésical ; là, ils se groupent de façon à former des pédicules lymphatiques. Assez fréquemment on rencontre, annexés à ce réseau, dans le tissu cellulaire sous-péritonéal, de petits nodules ganglionnaires interrupteurs. Cinq fois sur 22 cas j'ai trouvé sur la face antérieure de la vessie un de ces nodules ; il collectait plusieurs troncs en anse de la couche sous-péritonéale et formait ainsi le centre d'une véritable rosace lymphatique. Une seule fois j'ai vu un ganglion analogue sur la face postérieure. Tandis que le ganglion de la face antérieure siège assez haut, celui que j'ai rencontré sur la face postérieure me paraît occuper un point moins élevé. On rencontre très fréquemment, pour ne pas dire toujours, de semblables nodules interrupteurs le long de l'artère ombilicale. Ils s'échelonnent sur toute la portion de ce vaisseau, qui entre en rapport avec la vessie. Ils siègent d'ordinaire dans ce court

méso-celluleux, qui réunit l'artère ombilicale aux parois du viscère.
Ces nodules constituent donc une dépendance du système lymphatique sous-péritonéal.

« La connaissance de ces nodules ganglionnaires périvésicaux permet de comprendre la nature de certaines suppurations périvésicales.
Le ganglion que l'on trouve sur la face antérieure de la vessie doit
être, presque toujours, le point de départ des phlegmons de la cavité
de Retzius. Du reste, depuis longtemps, M. Bazy interprète de cette
façon les phlegmons prévésicaux. »

Ces ganglions sous-péritonéaux prévésicaux sont collectés par trois
ou quatre troncs qui s'insinuent entre la vessie et l'artère ombilicale,
au-dessus ou au-dessous de l'artère. Il y a souvent sur ces troncs des
nodules interrupteurs. Ces troncs vont rejoindre, d'après M. Marcille,
un pédicule lymphatique supérieur venu de la face postérieure ; ils
vont aux ganglions prévésicaux moyen et supérieur de la chaîne
iliaque externe. Les collecteurs des ganglions prévésicaux inférieurs,
au nombre de deux troncs de chaque côté, vont plus ou moins trans-
versalement en dehors aux maillons antérieurs de la chaîne interne
des ganglions iliaques externes.

Nous avons fait, au laboratoire de M. Cunéo, une série d'injections
des lymphatiques prévésicaux avec la masse de Gerota, et en suivant
la technique de cet auteur. Elles nous permettent de nous rattacher
entièrement aux descriptions de Marcille en ce qui concerne la topo-
graphie des lymphatiques. Nous croyons cependant devoir insister
sur la grande variabilité de siège des nodules ganglionnaires prévésicaux, dont l'existence est assez constante. Ils sont directement appli-
qués sur la face antérieure de la vessie et non dans la cavité de Retzius, comme on l'a cru longtemps.

Nous avons figuré, d'après une de nos pièces, sur un de nos dessins
(A, planche IV), des vaisseaux lymphatiques naissant par des fins ramus-
cules qui montent parallèles les uns aux autres, pour se jeter sur un
tronc horizontal. Ils forment ainsi, dans leur ensemble, des arcades assez
régulières (A). Cette pièce, qui fut la dernière injectée, a été obtenue en

poussant l'injection dans le ganglion préveineux moyen ; ce fut le seul nouveau-né injecté de cette façon et nous avons été surpris de la facilité avec laquelle la masse a passé. Le temps nous ayant manqué, il nous a été impossible de vérifier s'il ne serait pas plus facile d'injecter par ce procédé, malgré les valvules, les nodules interrupteurs prévésicaux et les terminaisons des lymphatiques dans la vessie.

Nous croyons devoir insister également sur la facilité plus grande qu'on a d'injecter les nodules prévésicaux, en enfonçant la canule, presque parallèlement à la partie inférieure de la paroi antérieure de la vessie.

Les lymphatiques de la verge ont un tronc collecteur qui longe la veine dorsale de la verge, passe derrière la symphyse et aboutit aux ganglions iliaques externes (4, planche II). Etant donnée la grande longueur de ce tronc, il est à présumer qu'il doit avoir des relais ganglionnaires sur son parcours. Nous avons fait plusieurs injections dans le but de trouver ces derniers, mais nos essais furent négatifs ; c'est peut-être parce que, pour ces cas seulement, nous avons opéré sur des sujets qui n'étaient pas assez frais et tels que l'exigent des recherches de ce genre. Nous pensons n'avoir pas injecté un nombre suffisant de pièces, nous croyons que de nouvelles recherches sont à faire sur ce point. Si notre hypothèse était exacte, elle expliquerait la fréquence des adéno-phlegmons prévésicaux, consécutifs aux infections de la verge.

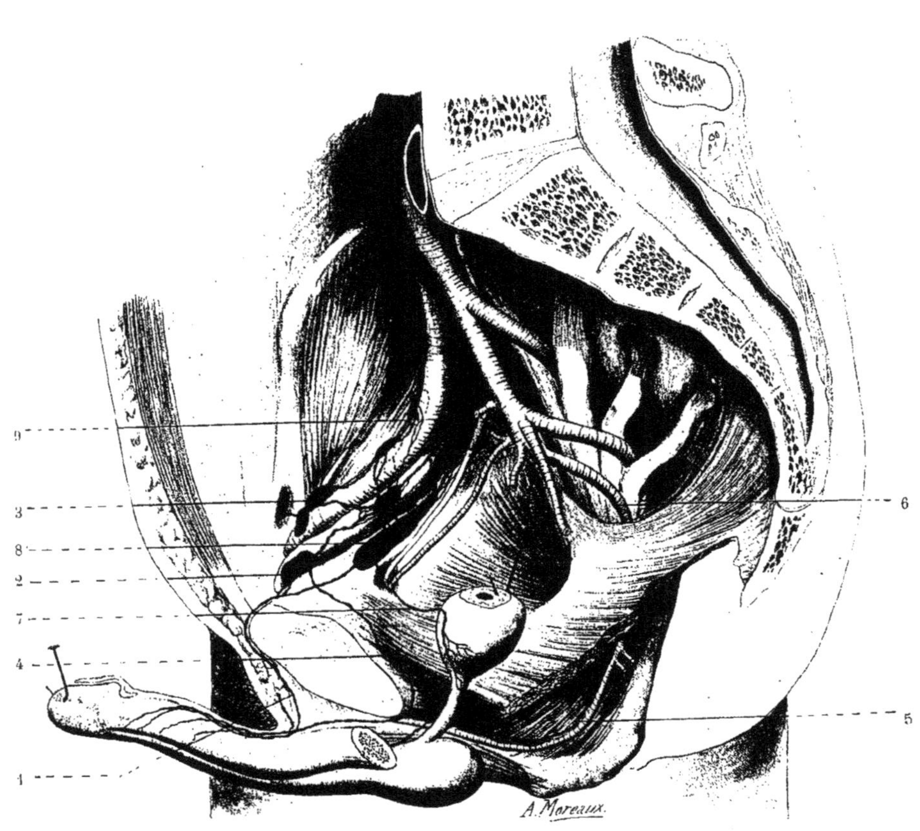

Lymphatiques de l'urètre chez l'homme (MARCILLE).

1, Lymphatique venu de la portion pénienne de l'urètre (voie sus-pubienne) ; — 2, Ganglion rétro-crural interne ; - 3, Ganglion rétro-crural externe ; — 4, Lymphatique venu de la portion pénienne (voie sous-pubienne) ; — 5, Lymphatique suivant l'artère honteuse ; — 6, Même lymphatique après son entrée dans le bassin ; — 7, Lymphatique venu de la portion membraneuse de l'urètre ; — 8, Ganglion du nerf obturateur ; — 9, Ganglion préveineux supérieur.

G. STEINHEIL, Éditeur.

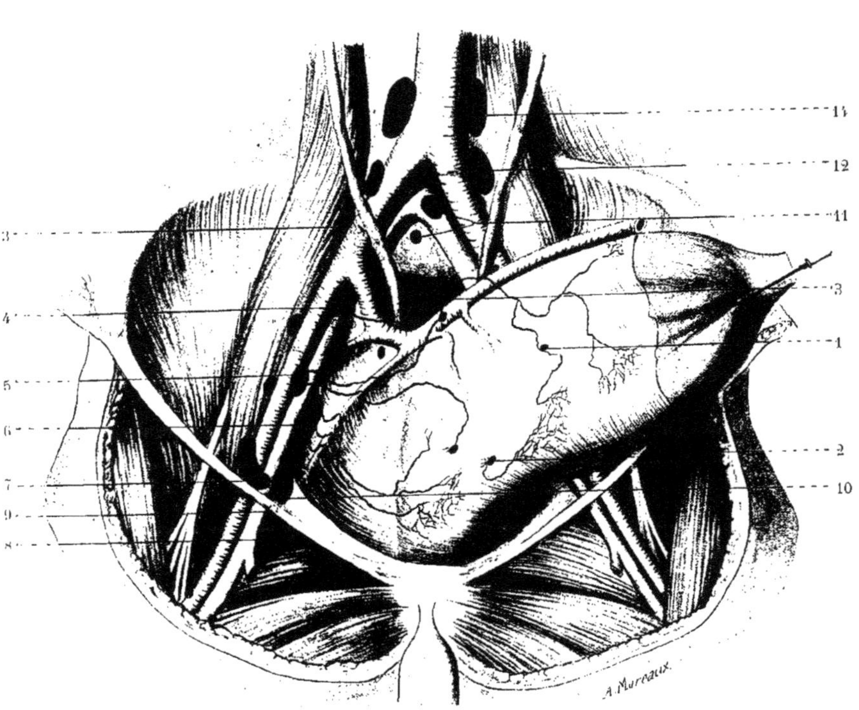

Lymphatiques de la vessie (vessie de nouveau-né vue de face).

1 et 2, Nodules ganglionnaires interrupteurs prévésicaux ; — 3, Nodule ganglionnaire interrupteur accolé à l'artère ombilicale ; — 4, Ganglion préveineux supérieur ; — 5, Ganglion préveineux moyen ; 6, Ganglion du nerf obturateur ; — 7, Ganglion rétrocrural externe ; — 8, Ganglion inguinal profond ; — 9, Ganglion de Cloquet ; — 10, Ganglion rétro-crural interne ; — 11, Groupe ganglionnaire du promontoire ; — 12 et 13, Ganglions iliaques primitifs (groupe interne) ; — 14, Ganglion latéro-aortique. (D'après Marcille.)

G. STEINHEIL. Éditeur.

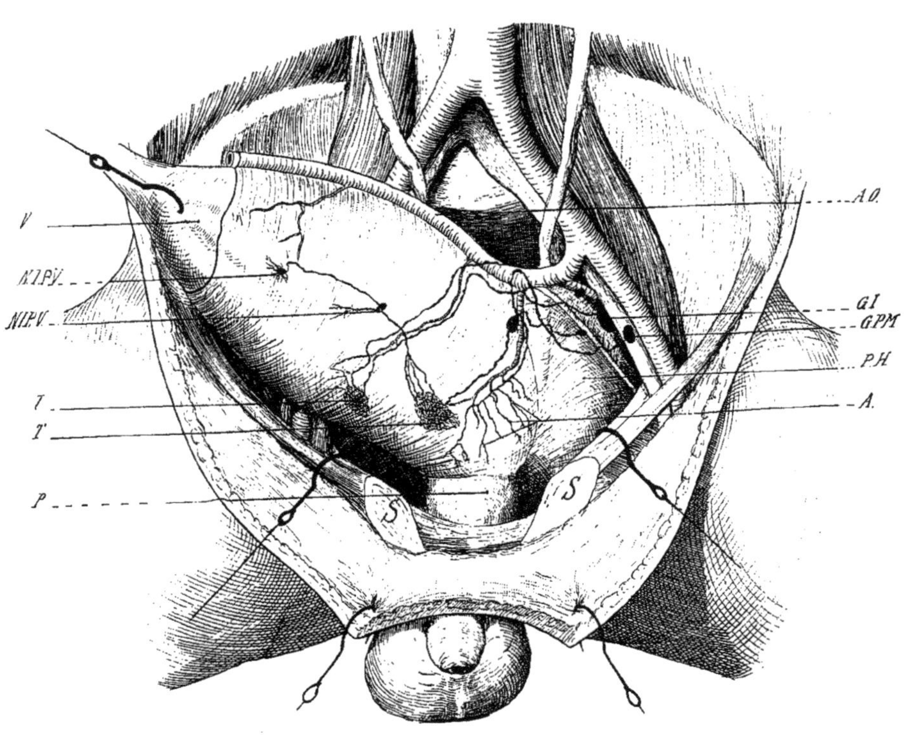

Lymphatiques de la vessie vue de face (la symphyse a été sectionnée
et écartée de force).

V, Vessie ; — NIPV, Nodules interrupteurs prévésicaux ; — T, Point de l'injection : — P, Prostate ;
— AO. Artère ombilicale ; — GI, ganglion du nerf obturateur ; — PH, Palmure hypogastrique ; —
A. Terminaisons des lymphatiques poussés par le ganglion préveineux moyen. (D'après nature.)

G. STEINHEIL, Editeur.

DEUXIÈME PARTIE

PATHOLOGIE

CHAPITRE PREMIER

HISTORIQUE

Depuis quelques années seulement que l'on connaît les lymphatiques prévésicaux, on a été porté tout naturellement à leur faire jouer un rôle dans les inflammations de la région prévésicale.

Gérota dit, en 1896 : « A ces deux groupes de ganglions lymphatiques (latéraux et antérieurs) pourrait bien incomber un rôle non sans importance dans la pathogénie si obscure des tumeurs, des processus inflammatoires et des abcès de cette région. »

M. Bazy de même, dès qu'il eût vu ces ganglions prévésicaux, écrivit : « Il ne me paraît pas douteux que, puisque ces ganglions existent, ils peuvent donner lieu à des adénites et à des péri-adénites suppurées, ce qui m'expliquerait ainsi l'existence de phlegmons et d'abcès de la cavité de Retzius, lesquels sont, du reste, rares et qu'on ne peut toujours, tant s'en faut, expliquer par une propagation de l'infection à travers les parois de la vessie, quand il n'existe pas de perforation de cet organe. *Il existe donc une adénite de la cavité de Retzius.* »

De même M. Tuffier, dans le Traité de chirurgie Duplay et Reclus,

dit, à propos de ces péricystites suppurées enkystées : « Tantôt il
s'agit de petits abcès multiples, gouttes de pus enkystées au milieu
des lames fibro-adipeuses de la péricystite, tantôt, c'est une collection
volumineuse à parois épaisses, inégales, déchiquetées, creusée en plein
tissu fibreux ou limitée partiellement par le péritoine induré et des
anses intestinales adhérentes. Leur contenu est soit du pus franc, soit
du pus blanc épais, soit encore du pus séreux d'odeur fétide intestinale ou urineuse. Dans ces cas, il n'existe pas de communication
directe visible entre la cavité vésicale et la collection purulente : c'est
un véritable abcès de voisinage indépendant, dont on ne peut expliquer
l'existence que par l'infection des lymphatiques. »

De même GÉRAUDIE, dans sa thèse récente de Montpellier, 1903,
inspirée par M. le professeur agrégé Imbert, soutient la même pathogénie : « Nous nous proposons donc d'établir que, dans bien des cas,
le phlegmon prévésical est consécutif à l'inflammation d'une région
où les ganglions prévésicaux puisent leurs vaisseaux afférents.

« Il est à peu près sûr que tous contribuent à l'état pathogénique
des phlegmons de la cavité de Retzius (1). »

L'arbre urinaire inférieur et l'appareil génital chez la femme sont en
relation avec les ganglions vésicaux, aussi retrouverons-nous à l'étiologie des adéno-phlegmons vésicaux les infections de la vessie, de
l'urètre, de la prostate, des vésicules séminales, de l'appareil génital
femelle et de l'intestin.

On a longtemps décrit, dans tous les travaux ayant trait au chapitre
qui nous intéresse, les inflammations idiopathiques de la cavité de
Retzius nées sur place et des tumeurs phlegmoneuses symptomatiques
d'une lésion de voisinage. Il est probable qu'avec le temps ces inflammations idiopathiques disparaîtront de plus en plus ; elles sont idiopathiques parce qu'on n'en connaît pas la cause ; là, comme en beaucoup
d'autres chapitres de pathologie, le mot idiopathique est un cache-
misère, il couvre une ignorance.

(1) GÉRAUDIE, Thèse Montpellier, 1903, p. 26.

Avec ce que nous savons maintenant des lymphatiques prévésicaux, il est probable qu'une grande partie des tumeurs prévésicales dites idiopathiques sont des adéno-phlegmons, dont le point de départ peut rester obscur, parce que nous ne connaissons pas encore suffisamment les origines ou les communications lymphatiques du réseau ganglionnaire prévésical.

Hasseler va plus loin que nous, et a très probablement raison quand il affirme (1) que les inflammations idiopathiques de la loge de Retzius n'existent pas.

Englisch, de Vienne, divise les collections purulentes de la cavité de Retzius en :

1° Idiopathiques (dans lesquelles la cause ne peut être démontrée) ;

2° Traumatiques (consécutives à un traumatisme extérieur);

3° Métastatiques (coexistant avec les maladies infectieuses d'autres organes) ;

4° Consécutives (comme suite des maladies des organes voisins).

Cette division basée sur l'étiologie n'est pas nécessaire : on peut se contenter de la division suivante :

Abcès idiopathiques, appelés à disparaître.

Abcès consécutifs, dont la cause est connue ; c'est la division admise par M. le professeur Guyon.

(1) Hasseler, *Centralblatt für die Krankheiten der Harn und Sexual Organ*, juillet 1902.

CHAPITRE II

ÉTIOLOGIE

L'âge, le sexe, paraissent exercer une influence non douteuse sur le développement spontané du phlegmon prévésical. C'est dans la jeunesse et la première partie de la vie que sa fréquence est surtout marquée, avec une majorité accentuée entre 22 et 25 ans. Dans les cas où l'âge exact n'est pas noté, l'observation commence toujours par ces mots : « Jeune homme, jeune soldat, etc. (1). »

Ainsi s'exprime Bouilly à propos de l'étiologie des tumeurs phlegmoneuses prévésicales idiopathiques. Ces notions confirmeraient assez l'hypothèse que nous annonçons à la fin de notre chapitre d'anatomie, les jeunes gens de 20 à 25 ans étant peut-être plus souvent exposés aux balanites et urétrites.

Le même auteur relève aussi un bien plus grand nombre d'hommes atteints.

On a invoqué tour à tour les traumatismes, les bains de mer, les troubles digestifs. En 1850, Bernutz (2) disait : « Faut-il nier tout rapport de causalité entre les affections intestinales et le développement du phlegmon ou admettre entre eux une corrélation dont la cause nous est inconnue ? Cette dernière opinion nous paraît la plus admissible, parce qu'il semble y avoir plus qu'une coïncidence dans

---

(1) BOUILLY, *loco citato.*

(2) BERNUTZ, Phlegmons de la paroi antérieure de l'abdomen. *Arch. gén. de méd.*, juin 1850, p. 123-270.

cette fréquente succession d'actes morbides siégeant dans les organes qui appartiennent au même système et parce qu'il n'y a pas nécessité absolue de comprendre le mécanisme d'actes pathologiques, pour qu'on puisse les admettre lorsqu'ils reposent sur des faits assez nombreux. » Or nous pouvons être plus nets que Bernutz, parce que nous comprenons maintenant le mécanisme de ces phlegmons apparaissant après des troubles digestifs, et que nous connaissons, depuis les travaux de Gerota, les anastomoses entre les lymphatiques prévésicaux et ceux de l'intestin. C'est l'opinion du professeur Guyon (1), qui admettait déjà, en 1859, l'influence des troubles digestifs sur les phlegmons prévésicaux. Bouilly soutient la même théorie.

Parmi les affections causales plus fréquentes, citons la dothiénentérie (obs. XIV et XV), l'embarras gastrique simple (obs. XVI-XVII), l'appendicite (obs. XVIII).

Les auteurs avaient déjà remarqué la coïncidence possible entre la blennorrhagie et les phlegmons prévésicaux, mais il ne saisissaient pas le lien entre les deux affections. « Quoique le développement du phlegmon puisse s'expliquer dans ce cas, dit M. le professeur Duplay (2), par la propagation de l'inflammation de la vessie au tissu cellulaire prévésisal, cependant on ne saurait se refuser d'admettre une sorte d'influence générale qu'on est bien forcé d'accepter pour expliquer certaines manifestations éloignées de la blennorrhagie. »

Et Cristol (3), dans sa thèse, admet comme très possible la localisation du gonocoque dans le tissu prévésical, où il déterminerait une suppuration comme il le fait dans une articulation.

Nous ne croyons plus maintenant la nécessité de contiguïté entre le foyer initial et le foyer prévésical secondaire, puisque nous savons que celui-ci est dû à une infection des lymphatiques prévésicaux, aussi ne nous étonnons-nous point de voir des phlegmons prévésicaux à la suite de blennorrhagies aiguës ou chroniques d'urétéro-vaginite

(1) Guyon, *Gazette des hôp.*, juillet 1859.
(2) Duplay, *Traité élément. de path. ext.* Follin et Duplay, t. V, p. 758.
(3) Cristol, Thèse de Montpellier, 1887.

chronique, de cystites, d'hypertrophie de la prostate, de rétrécissements blennorrhagiques, de papillomes et de chancre. Les observations que nous mettons à la fin de notre travail prouvent cette étiologie des adéno-plegmons prévésicaux. Nos deux observations inédites
rentrent dans le même ordre d'idées.

On a observé aussi, dans les suites de couches, des adéno-phlegmons prévésicaux. Bouilly en a rapporté sept cas, Rudaux huit et
M. le professeur Puech, de Montpellier, un, en tout : seize cas d'origine puerpérale.

CHAPITRE III

PATHOGÉNIE

Après avoir essayé de mettre au point l'anatomie des espaces prévésicaux, nous pouvons nous demander quel est le siège des phlegmons prévésicaux? Pour répondre nettement à cette question, il ne faut
pas songer à utiliser les cas anciens, où la suppuration, limitée, par
exemple, au début, à un ganglion, a pu avec le temps rendre mécon-
naissables les caractères histologiques, nous permettant d'affirmer
que la collection est due à la suppuration d'un ganglion. Il en est de
même des cas où des fusées purulentes auraient pu contaminer la
cavité de Retzius et s'y limiter par des adhérences qui feraient croire
à un adéno-phlegmon.

Il faut donc utiliser les cas récents, ceux où l'affection date de peu
de temps, comme dans notre première observation, où l'on a pu, pendant l'opération, se rendre parfaitement compte du siège exact, qui
n'était autre que la loge vésicale, de la limitation de la collection purulente par une coque épaisse, et affirmer ainsi qu'il s'agissait d'un
adéno-phlegmon. Le siège primitif des adéno-phlegmons prévésicaux
est donc la loge vésicale ; car il n'y a point de ganglion dans la cavité
de Retzius.

Nous devons également répondre à la question suivante : Quelle est
la nature de ces collections ?

Appuyés sur les idées des auteurs qui ont traité avec beaucoup
d'autorité cette question avant nous, appuyés encore sur les observa-

tions que nous publions dans le cours de ce travail, nous répondrons qu'on peut les considérer comme des adéno-phlegmons. Cependant nous avouons que la démonstration de cette manière de voir soulève quelques difficultés. Il serait, en effet, impossible au chirurgien le plus habile de reconnaître à la palpation, derrière la cavité abdominale, l'existence d'un ganglion prévésical enflammé.

Force nous sera donc de nous appuyer sur un raisonnement et de nous baser :

1° Sur la limitation de ces collections et le peu d'intensité des signes généraux ;

2° Sur l'existence d'une coque assez épaisse, enfermant étroitement ces collections : ce qui était le cas dans nos deux observations ;

3° Sur l'absence de traces apparentes les réunissant à l'organe qui aurait causé ces abcès ;

4° Sur le fait qu'ils existent en des points où il y a normalement des ganglions ;

5° Sur le fait qu'on trouve des lésions infectieuses des organes dont les lymphatiques sont tributaires de ces ganglions. Or, dans notre deuxième observation, il a fallu que la lymphangite gagnât la verge et la racine des bourses pour que l'adéno-phlegmon se développât.

Quant aux phlegmons prévésicaux d'origine puerpérale, dont on ne connaît actuellement que seize cas, nous ferons des réserves touchant leur origine ganglionnaire ; car l'étude de ces observations ne permet pas d'affirmer qu'il s'agit d'adéno-phlegmon. Ces collections doivent être rares ; nous avons, en effet, consulté MM. Pinard, Maygrier et Segond à ce sujet, lesquels ne possédaient pas d'observations personnelles.

CHAPITRE IV

SYMPTOMES

M. le professeur Guyon et après lui Gérardin décrivent au phlegmon prévésical idiopathique (le plus souvent, comme le prouvent nos observations, véritable adéno-phlegmon) trois périodes cliniques :

1° Une première de troubles généraux plus ou moins graves ;

2° Une deuxième de troubles urinaires ;

3° Une troisième dans laquelle la tumeur hypogastrique domine les signes physiques.

Bouilly s'élève contre cette division et n'admet que deux périodes, qui souvent se confondent :

1° Une première période de troubles généraux et locaux indiquant un état de souffrance de l'intestin ou de la vessie ;

2° Une deuxième période, dans laquelle apparaît la tumeur hypogastrique avec ses caractères particuliers.

Selon cet auteur, les troubles urinaires ne sont pas assez constants et accompagnent trop souvent les troubles intestinaux pour qu'on puisse les ranger dans une période à part. Il en ferait, au début du moins, un signe de réaction péritonéale, car, à une période plus avancée de l'affection, il admet pleinement que ces troubles urinaires sont le fait d'une collection prévésicale ou d'adhérences de la vessie à la paroi abdominale antérieure.

Au début de cette période, le malade se plaint de troubles du côté du tube digestif, coliques, constipation ou diarrhée, parfois pesanteur rectale et gêne à la défécation ; il y a aussi souvent des nausées, des vomissements ; bref, dans certains cas, on a le tableau du péritonisme. En même temps paraissent des troubles de la miction : signes de cystite légère avec envies fréquentes et douloureuses d'uriner, sensation d'évacuation incomplète de la vessie. Bouilly n'a vu qu'un cas de rétention d'urine. Castaneda y Campos (1), au contraire, la croit très fréquente.

La douleur est à peu près constante, elle est hypogastrique, exagérée par la marche, par la contraction des muscles abdominaux, par la palpation des régions sus-pubienne et sous-ombilicale. La fièvre, quand elle existe à ce moment, est peu élevée. Parfois la *tumeur* peut être le premier signe du phlegmon prévésical. Elle caractérise la période état. Elle apparaît d'après Bouilly (2) du troisième au dixième jour. D'abord réduite « à un empâtement diffus, mal limité, siégeant plus ou moins loin au-dessus du pubis, appréciable seulement à la palpation et sans déformation notable de la région. Elle peut se présenter sous forme d'une large plaque dure, un peu convexe, irrégulièrement triangulaire à base inférieure (Arnould). Le plus souvent elle constitue une véritable tumeur. Tous les observateurs, ou à peu près, sont unanimes pour constater que celle-ci rappelle, à première vue, la vessie plus ou moins distendue par l'urine ; c'est donc en général un globe saillant à la région hypogastrique, limité, latéralement, par les dépressions des fosses iliaques, en haut par l'enfoncement de l'ombilic et de la région sus-ombilicale. La tumeur est à cheval ordinairement sur la ligne médiane, débordant plus ou moins à droite et à gauche, quelquefois également des deux cotés, de manière à affecter une forme ovoïde régulière. Mais, dans tous les cas, ce qui donne à cette tumeur une physionomie particulière, c'est la saillie globuleuse qu'elle fait en avant, à tel point que l'hypogastre est saillant, tandis que les régions iliaques et épigastriques semblent déprimées. »

(1) Castaneda y Campos, *Phlegmon de la cavité prépéritonéale de Retzius ou phlegmon périvésical*. Thèse Paris, 1878, p. 49.

(2) Bouilly, *loc. cit.* 39.

Mais, où Bouilly se trompait, c'est quand il expliquait cette limitation de la tumeur, qu'il plaçait dans la cavité de Retzius sur les parois de cette cavité ; d'après notre préambule anatomique, nous croyons pouvoir dire : ce n'est pas la cavité de Retzius qui circonscrit aussi nettement les phlegmons prévésicaux, puisque, primitivement du moins, la plupart doivent siéger dans la loge vésicale, en arrière de la cavité de Retzius. S'ils ont, de façon aussi évidente, ce caractère d'être des *tumeurs circonscrites, c'est parce qu'ils sont des adéno-phlegmons.*

Quand la tumeur a acquis un grand développement, elle présente une fluctuation profonde, mais celle-ci peut être très tardive et la tumeur peut en imposer longtemps pour un néoplasme. Elle est mate à la percussion. Le toucher rectal ne donne généralement rien. Le toucher vaginal peut permettre de sentir la tumeur.

Il va de soi qu'à ce moment l'état général est toujours plus ou moins profondément troublé. Il y a de la fièvre, de l'anorexie, parfois des vomissements, de la diarrhée. La miction est gênée, il y a pollakiurie et dysurie.

CHAPITRE V

MARCHE. DIAGNOSTIC. TRAITEMENT. PRONOSTIC.

L'adéno-phlegmon prévésical peut se terminer de différentes façons. La *résolution* ne serait pas très rare, puisque Bouilly la note dans presque le quart des cas. C'est à ce moment qu'on observe le plus souvent de mictions fréquentes et douloureuses, résultat probable de l'induration et des adhérences fibro-cellulaires entre la vessie et la paroi abdominale. La guérison a lieu entre trois à six semaines.

La *suppuration* est la fin la plus fréquente. Nos deux observations sont très instructives à ce sujet : dans l'une, la collection s'est ouverte en arrière dans la vessie ; dans l'autre, elle a perforé l'aponévrose ombilico-prévésicale et est venue faire un abcès en bouton de chemise à poche superficielle dans la cavité de Retzius. L'ouverture à la paroi abdominale peut se faire en plusieurs points. La poche peut aussi s'ouvrir dans la cavité péritonéale et amener une péritonite localisée ou généralisée avec mort. Le pus est toujours abondant, il est fétide, parfois sanguinolent.

La durée est en raison directe de la précocité du diagnostic et du traitement. Pour éviter l'évolution trop grande de la tumeur, il est toujours bon d'intervenir de bonne heure.

Au début, alors qu'il n'y a que des signes généraux et fonctionnels, on évitera l'erreur qui consisterait à prendre pour un adéno-phlegmon :

a) Une *péritonite* à douleurs plus généralisées, à nausées et vomissements plus répétés, plus inquiétants, à constipation plus opiniâtre, à symptômes généraux beaucoup plus graves ;

b) Un *embarras gastrique* ;

c) Une *cystite* où l'urine présente toujours des réactions spéciales. Le phlegmon peut d'ailleurs, nous le savons, suivre la cystite.

Quant à la tumeur hypogastrique, il faudra la reconnaître d'une vessie distendue, de tumeurs ou de collections développées aux dépens des organes voisins ou de la paroi abdominale.

Le pronostic tient surtout à la marche de la maladie, et en dehors des complications assez graves, étant donné le voisinage du péritoine, il peut être considéré comme assez bénin.

Les adéno-phlegmons prévésicaux peuvent se terminer de trois façons : par résolution, par induration, ou par suppuration.

Lorsque l'affection s'est terminée par résolution, ou par induration, malgré une certaine prédisposition, le malade peut se considérer comme définitivement guéri, à condition, naturellement, que la cause soit traitée. Mais cette terminaison serait rare pour Meignant.

Lorsqu'elle se termine par suppuration, le pronostic varie selon le lieu d'ouverture de l'abcès.

S'il se fait jour vers l'extérieur à travers la paroi abdominale, l'abcès bien drainé guérit très facilement.

S'il s'ouvre dans un organe voisin, la vessie, par exemple, comme dans une de nos observations, le pronostic n'est pas bien grave, pourvu qu'une incision assez large de la paroi abdominale vienne assurer l'écoulement facile du pus à l'extérieur.

Si le lieu d'ouverture est la cavité péritonéale, le pronostic devient très grave, car une péritonite enkystée ou généralisée peut s'en suivre.

La cause de l'affection a une influence assez grande sur le pronostic. Celui-ci sera bien plus grave si l'affection est consécutive à une fièvre typhoïde ou à une infection puerpérale que si elle était due, comme on le voit le plus souvent, à une infection vésicale et urétrale.

Au début, si l'on espère la résolution, on peut essayer le repos, les pansements humides froids, ou chauds.

Dès qu'il y a des signes généraux et locaux de suppuration, il faut ouvrir sans tarder par peur de propagations dangereuses. On fera une ou plusieurs incisions s'il y a lieu à contre-ouverture. Chez la femme, Bouilly recommande d'être très réservé quant au drainage abdomino-vaginal. On drainera soigneusement la cavité suppurée. Il est clair que lorsqu'on aura fait le diagnostic étiologique, on soignera également-ment la cause.

OBSERVATIONS

Observation I (résumée). — In Thèse Labuze. Paris, 1871.

L..., Jean, 27 ans, garçon d'hôtel, entre à la Charité le 3 avril 1861, salle Saint-Michel, n° 13.

Blennorrhagie il y a deux mois, guérie au bout de trente jours, pas de troubles à la miction.

Il y a huit jours, après de fortes coliques, on vit se développer à la région hypogastrique une tumeur douloureuse, qui peu à peu s'est étendue du pubis à l'ombilic.

12 *avril*. — Fluctuation de la tumeur, incision, évacuation d'une grande quantité de pus.

20. — Guérison complète.

Observation II. — *Rhumatisme blennorrhagique. Pelvi-péritonite. Phlegmon de la loge de Retzius. 2 ponctions. Guérison.* — In Thèse Mascarez. Lille, 1881.

F..., Maria, âgée de 21 ans, domestique, entre dans le service de M. le professeur Wanneboroucq, salle Sainte-Marguerite, lit 10, le 24 octobre 1879.

Depuis trois jours, elle ressent des douleurs au niveau de quelques jointures (épaules, genoux) ; le genou droit surtout est très sensible.

Les parents de cette jeune fille ne sont pas rhumatisants ; quant à elle, elle n'a jamais ressenti la moindre douleur dans les articulations.

Elle fait les dénégations les plus complètes au sujet des rapports sexuels.

Le genou droit est le siège d'un gonflement assez considérable et d'une rougeur vive ; par la palpation, on sent que sa température est plus élevée que celle du genou gauche.

Sensation de flot dans l'articulation du genou.

On constate aussi un peu d'écoulement leucorrhéique qui aurait augmenté depuis quelques jours.

L'émission des urines est très pénible.

La chemise est couverte de nombreuses taches vertes, purulentes.

Pas d'albumine dans les urines.

Le doute n'est pas possible, la malade est atteinte de blennorrhagie et rhumatisme mono-articulaire spécifique.

Nous avons recours au baume de gurgum contre la blennorrhagie et nous immobilisons le genou droit dans une gouttière.

Cinq ou six jours après son entrée, la malade perd du sang ; ce n'est pourtant pas l'époque de ses règles ; le bas-ventre est très sensible. Un peu de fièvre le soir.

Toucher vaginal. — Le cul-de-sac postérieur est rempli par une tumeur dure, résistante, présentant le volume d'une orange ordinaire.

Les culs-de-sac latéraux, principalement le droit, sont légèrement envahis.

Ainsi une pelvi-péritonite s'était déclarée.

État stationnaire pendant quelque temps.

Vers le milieu de janvier 1880, la tumeur est moins volumineuse, elle diminue lentement. Le genou est moins douloureux.

Le 16 *février*, la malade se plaint de douleurs très intenses siégeant à la région hypogastrique. La miction est douloureuse.

Nous examinons l'abdomen et nous voyons qu'il existe une légère proéminence au-dessus du pubis sur la ligne médiane.

La palpation donne la sensation d'une tumeur dure, résistante.

19. — *Toucher vaginal.* — On ne trouve plus de trace de pelvi-péritonite. Mais, au moyen de l'index, on sent une tumeur qui occupe le cul-de-sac antérieur et qui adhère fortement à la face postérieure du pubis et de ses branches, car il est impossible de pénétrer entre ce dernier et la tumeur.

Le col de l'utérus est porté en arrière.

Palpation. — Empâtement s'étendant de la face postérieure du pubis jusqu'à 1 centimètre au-dessus de l'ombilic, dépassant à gauche la ligne médiane de 5 à 6 centimètres et se prolongeant à droite dans la direction de la fosse iliaque. Matité à la percussion.

Absence de fluctuation.

On porte le diagnostic : phlegmon de la loge de Retzius.

20. — T. m., 39° ; T. s., 39°,3, inflammation des bourses séreuses trochantériennes et olécraniennes.

21. — T. m., 39° ; T. s., 38°,9. La peau rougie légèrement est adhérente à peu près à égale distance du pubis et de l'ombilic ; à ce niveau on constate de la fluctuation.

On pratique une première ponction à gauche de la ligne médiane, on retire un demi-litre d'un liquide purulent d'une odeur repoussante. Soulagement.

A partir du 21, la température, qui s'était maintenue entre 39° et 39°,4, descend à 38°,2 pendant deux jours pour atteindre de nouveau 38°,8, le 23 février.

24. — Il paraît s'être reformé du pus en aussi grande quantité qu'avant la première ponction.

25. — T, 39°,5. La région hypogastrique est dure, très sensible et légèrement proéminente.

26. — T, 39°,6. Les douleurs sont vives.

29. — Les urines ne contiennent plus de sang.

On fait une ponction à droite de la ligne médiane.

On obtient comme la première fois un demi-litre d'un liquide purulent.

2 *mars*. — On pratique le toucher vaginal, l'empâtement est considérable, à la face antérieure du pubis moins résistant.

L'abdomen n'a plus augmenté de volume..

La tumeur diminue et les douleurs sont beaucoup moins intenses.

5. — On ne trouve plus d'empâtement que derrière le pubis et vers la fosse iliaque droite.

L'état est très satisfaisant.

Vers la fin de mars, la malade sort complètement guérie.

OBSERVATION III. — In Thèse CASTANEDA Y CAMPOS. Paris, 1878.

Au temps où M. Duplay était encore interne, il vit arriver à son service un malade qui se plaignait de douleurs dans le bas-ventre. C'était un homme de 25 ans, grand et fort. Il y avait quelque temps qu'il souffrait d'une blennorrhagie quand, tout à coup, il se sentit pris de douleurs à l'hypogastre et éprouva une certaine difficulté à uriner, quoiqu'il n'eut pas une véritable rétention. En outre, il portait une tumeur à l'hypogastre sur la ligne médiane, au-dessus du pubis, semblable à une vessie distendue par l'urine. M. Duplay posa le diagnostic de phlegmon prévésical après cathétérisme de la vessie. La marche de la maladie vint confirmer le diagnostic, la tumeur ayant terminé par suppuration, la fluctuation se fit sentir au-dessus du pubis, on ouvrit l'abcès et peu de temps après le malade sortait guéri.

OBSERVATION IV (résumée). — *Urétro-vaginite chronique. Cystite secondaire. Phlegmon de la cavité prépéritonéale de Retzius.* — *Progrès médical*, 1885 n° 22, p. 441.

Eugénie P..., 31 ans, entre à Necker le 25 janvier 1384. Service de M. le professeur Guyon.

Pas d'antécédents héréditaires. Pas d'antécédents personnels. Première règles à 18 ans. Les règles disparurent en 1881. Vaginite en 1878. Il y a six ans, à la suite d'une longue course, elle fut mouillée, et le soir même apparition des symptômes de pelvi-péritonite, vives douleurs abdominales, phénomènes de cystite. Elle rentre alors dans un hôpital où elle fut traitée pour des symptômes vésicaux. Elle sort de l'hôpital n'ayant obtenu aucune amélioration. Après un long séjour à la campagne, elle rentre à Necker.

Toute la région hypogastrique, depuis le pubis jusqu'à l'ombilic, est tuméfiée, douloureuse à la palpation, sonore à la percussion, chaude, sans empâtement ni rougeur de la peau. Le vagin est comme rétréci, sa muqueuse est chaude, boursouflée; l'utérus est en situation normale, mais absolument immobilisé. Entre l'utérus et la face postérieure de la vessie, on constate l'existence d'une petite masse indurée. Toucher rectal négatif.

Toutes les demi-heures, miction extrêmement douloureuse et très peu abondante. Pas d'hématuries; urines troubles qui contiennent un épais dépôt muco-purulent.

M. Guyon pose le diagnostic de phlegmon péri-utérin. Les choses restèrent dans cet état pendant quatre mois. La malade vomissait tout ce qu'elle prenait, souffrait beaucoup, urinait fréquemment.

Le 11 *juillet*, M. Segond, suppléant de M. le professeur Guyon, pratique la dilatation forcée du sphincter vésical pour lutter contre l'extension de cette cystite aux uretères et aux reins.

Cette opération n'a donné aucun résultat; il n'y a pas eu d'incontinence. L'état général s'aggrave chaque jour, et cette femme succombe le 5 août.

Observation V (communiquée par M. Legueu). — *Blennorrhagie ancienne.*
Rétrécissement. — Thèse de Meignant. Paris, 1895.

G. G..., 34 ans, entré à la clinique de Necker, salle Velpeau, n° 24, le
25 mars 1894.

Il souffre depuis quelques semaines dans le bas-ventre, il y éprouve des
douleurs vagues qui, depuis deux jours surtout, le préoccupent; il a constaté lui-même la présence d'une induration en plaques, dont la palpation le
fait souffrir.

Ancien blennorrhagique, il présente depuis longtemps déjà des troubles
urinaires; depuis six mois surtout, il urine difficilement, il est obligé de
faire des efforts, le jet est très petit, tout déformé; cependant il n'a jamais
eu de rétention complète.

Les urines sont claires ; le canal présente, dans la traversée pénienne, de
nombreux anneaux qu'une boule n° 14 parvient cependant à franchir, mais
elle s'arrête à la partie la plus profonde du périnée. Là se trouve un rétrécissement plus serré, qu'on ne peut franchir qu'avec une bougie filiforme
n° 6. On trouve à l'hypogastre une tuméfaction qui dessine les limites d'une
vessie distendue ; par ailleurs, il n'y a pas de fièvre, l'état général est assez
bon; l'appétit est cependant diminué depuis quelques jours et la langue est
sèche. On conseille au malade d'entrer à l'hôpital, et on lui laisse, comme
on fait toujours en pareil cas, la bougie à demeure.

Il la garda deux jours : à ce moment l'interne de service, M. Banzet, remar-
qua que malgré le séjour de la bougie à demeure la vessie ne s'était pas
vidée et que la même tuméfaction qu'à l'entrée persistait à l'hypogastre. Il
remarquait, en outre, que cette tuméfaction était plutôt un empâtement
qu'une sorte de plastron inflammatoire, que le globe régulier en était formé
par une vessie distendue et il me pria d'examiner ce malade.

Il existait, en effet, au-dessus du pubis, une tuméfaction profonde sous-
musculaire, dont rien à l'extérieur ne pouvait indiquer la présence. La peau
n'était ni soulevée, ni changée dans sa coloration ; mais on sentait au-
dessous de la paroi comme un gâteau formé d'infiltration et d'inflammation,
qui en bas se perdait au-dessous et en arrière du pubis, à droite et à gauche
dépassait de deux travers de doigt le rebord externe des muscles droits et
en haut se terminait par une ligne convexe à 2 centimètres au-dessous de
l'ombilic. Il n'y avait pas de trace de fluctuation, mais la pression, surtout
en bas, était douloureuse et le malade ressentait à ce niveau, de temps en

temps, quelques élancements. Il y avait un peu de fièvre, la veille 38°,6 : la langue était sèche, le malade ne se trouvait pas bien, il dormait mal. Je ne pensais pas que la vessie seule pût expliquer le développement de la tuméfaction, d'autant plus que, par le toucher rectal, on ne la sentait pas distendue, et qu'aucune transmission ne se faisait de l'hypogastre vers la profondeur. Je portai donc le diagnostic de péricystite antérieure en voie de suppuration.

Mais la cause de ce phlegmon ne pouvait être recherchée que dans le milieu de la vessie; bien que celle-ci ne me parût pas distendue, je ne pouvais pas affirmer qu'il ne restait pas après chaque miction quelques grammes d'urine septique, et, comme le canal ne pouvait, avec ses rétrécissements, laisser passer une sonde suffisante, je conclus à la nécessité de pratiquer l'uréthrotomie interne. Celle-ci, je ne pus la faire que le lendemain ; la vessie contenait 100 grammes d'urine, elle fut lavée à la solution argentique au millième, et la sonde n° 17 fut laissée à demeure.

Les jours suivants, loin de disparaître, la température présenta chaque soir les oscillations de la fièvre rémittente continue : l'état général se maintenait mauvais, mais, au point de vue local, les douleurs devenaient moins diffuses et moins intenses, elles se localisaient en un point précis, à quelques centimètres au-dessus du pubis, et il y avait de temps à autre quelques élancements douloureux. La tuméfaction n'avait ni diminué ni augmenté : la peau ne présentait aucun changement de coloration; on ne trouvait aucune trace de fluctuation, c'était partout une induration égale, et pas plus dans le sens transversal que dans le sens vertical, on ne pouvait sentir une transmission d'une main à l'autre.

Je conclus cependant à l'existence d'une collection suppurée prévésicale, à la nécessité d'une intervention immédiate, et M. Guyon, qui vit le malade à ce moment, confirma mes prévisions et me pria de l'opérer.

Une incision hypogastrique de 6 centimètres, dont l'extrémité inférieure atteignait presque la symphyse du pubis, me conduisit à travers des tissus indurés et infiltrés, où il n'était plus possible de reconnaître les couches musculaires et aponévrotiques de la loge prévésicale. Dès que fut ouvert le feuillet postérieur de la racine des droits ou le tissu qui la remplaçait, quelques gouttes de pus s'échappèrent qui furent aussitôt recueillies dans des pipettes stérilisées. Le doigt, introduit dans l'ouverture agrandie, trouvait une toute petite cavité siégeant en arrière du muscle droit et à droite : mais sur la paroi postéro-inférieure de cette petite cavité, une perforation, dans laquelle l'index eut d'abord peine à s'engager, conduisait dans une énorme cavité, d'où une quantité de pus crémeux égale à environ 200 à 300 grammes s'échappa après le retrait du doigt.

Il y avait donc un abcès en bouton de chemise. La cavité était développée au-dessus et en arrière de la vessie ; elle formait en réalité la paroi inférieure de la poche. Après lavage antiseptique, un drainage avec de gros tubes fut établi et le pansement terminé.

Le lendemain, la température avait baissé ; le malade se trouvait soulagé.

OBSERVATION VI. — *Blennorrhagie. Rétrécissement. Cystite. Phlegmon de l'espace prévésical.* — In Paul MEIGNANT, Thèse de Paris, 1895.

B..., Lucien, âgé de 48 ans, imprimeur, entre le 9 mai 1887, à l'hôpital Cochin, salle Bichat.

N'a jamais joui d'une santé parfaite : enfant, il était maladif et chétif.

A 17 ans, fièvre typhoïde dont il ne se remet que lentement, six mois après le début.

Plusieurs blennorrhagies, la dernière contractée il y a huit ans, c'est-à-dire à 40 ans : ne s'est pas bien guérie, et a déterminé un rétrécissement, car le malade urinait difficilement par un filet très mince, il pissait sur ses bottes.

En 1883, il entre à l'hôpital pour des douleurs abdominales avec vomissements bilieux. On le sondait déjà et on lui donnait de la glace.

En 1884 et en 1886, il est entré de nouveau à l'hôpital pour les mêmes phénomènes.

Il entre à Cochin en mai 1887.

Examen le 25 mai. Son état n'a pas changé depuis son entrée à l'hôpital. La maladie a commencé par un violent mal de tête. Des hémorroïdes qu'il portait depuis longtemps se mirent à saigner, et il perdit ainsi beaucoup de sang.

Sa langue est couverte d'un enduit blanchâtre peu épais, la bouche est mauvaise, l'appétit perdu.

Douleurs abdominales spontanées, continuelles et violentes ; le creux épigastrique n'est pas douloureux à la pression, l'estomac n'est pas dilaté ; le ventre est un peu gros, mais c'est l'état habituel chez ce malade présentant un certain embonpoint ; ni vomissements ni nausées.

La région hypogastrique et les fosses iliaques sont douloureuses à la pression.

A l'hypogastre, on sent sur la ligne médiane une tumeur dépassant le pubis et s'étendant à 4 ou 5 centimètres de chaque côté, tumeur dure et douloureuse à la pression.

Les selles sont irrégulières et diarrhéiques. Au commencement de sa maladie, il avait de fréquentes envies d'aller à la selle.

Pour ce qui est de l'appareil génito-urinaire, on sent qu'il a eu un rétrécissement et probablement aussi une cystite qui a déterminé sans doute les accidents qui l'ont fait entrer à l'hôpital.

Il y a quinze jours, quand il a commencé à souffrir dans le bas-ventre, il a eu des envies fréquentes d'uriner suivies d'émissions peu abondantes.

Aujourd'hui ses envies sont devenues moins fréquentes, et il vide à peu près complètement sa vessie ; on le sonde immédiatement après qu'il a uriné et on n'obtient que quelques gouttes, environ 20 grammes d'urine.

Ces urines ont une odeur ammoniacale, elles ne sont pas sanguinolentes, elles laissent déposer un sédiment abondant, blanchâtre, que l'examen microscopique montre formé par d'innombrables globules de pus, quelques cellules épithéliales et quelques globules rouges. Il n'y a pas d'albumine.

La prostate n'est ni volumineuse, ni douloureuse, le bas-fond de la vessie n'est pas douloureux et on ne sent pas de tumeur. Le cœur et les poumons sont sains. La température oscille en 37° et 38° et quelques dixièmes.

Le facies est abattu : teint pâle, jaune.

Diagnostic. — Nous sommes donc en présence d'une cystite accompagnée soit d'un phlegmon du tissu cellulaire qui entoure la vessie, phlegmon dû à une infiltration d'urine par la portion membraneuse de l'urèthre, soit d'un néoplasme des parois.

Le canal de l'urèthre, étant rétréci en plusieurs points, ne permet pas de pratiquer le cathétérisme explorateur avec une sonde métallique et laisse le diagnostic en suspens.

Traitement : antifibrine 0,60. Lavages boriqués.

Le 4 *juin*, la fièvre s'élève à 40°.

On a voulu chercher dans l'état des poumons la raison de cette élévation de température ; et M. Fournier, en raison de quelques râles sibilants et ronflants des sommets, en raison d'un souffle doux au niveau de la quatrième vertèbre dorsale, attribué à la compression des bronches, porte le diagnostic d'induration tuberculeuse des deux sommets, malgré l'absence des signes rationnels.

D'un autre côté, on trouve la douleur abdominale plus marquée. La tumeur qu'on sentait à l'hypogastre a fait de notables progrès, elle est maintenant visible, elle est arrondie, dure et douloureuse et s'étend sur la ligne médiane jusqu'à 4 centimètres au-dessous de l'ombilic, sur les côtés jusqu'à deux travers de doigt des deux épines iliaques, antéro-inférieures.

Nous pensons donc être en présence d'une affection inflammatoire du tissu cellulaire périvésical.

La ponction exploratrice avec l'appareil Potain retire 3o à 4o grammes d'un pus bien lié, sans mauvaise odeur.

OPÉRATION le 5 juin. — Le malade a éprouvé un soulagement notable qui lui a permis de dormir un peu, ce qu'il n'avait pu faire depuis plusieurs jours.

Après avoir fait raser le bas-ventre, les bourses et le périnée, et s'être entouré de toutes les précautions antiseptiques, M. Legueu procéda à l'ouverture de l'abcès sans endormir le malade, après une simple injection sous-cutanée de cocaïne. Incision sur la ligne médiane, au-dessus de la symphyse, d'environ 5 centimètres : incision méthodique du tissu cellulaire, un trocart est alors enfoncé dans la cavité de Retzius pour guider le scalpel, et l'incision faite jusqu'à la profondeur indiquée donne issue à une notable quantité de pus franc, bien lié, sans odeur fétide.

On trouve un décollement en haut, à gauche et à droite ; du côté de la symphyse, il y a du tissu induré, sans décollement, on passe deux drains et on lave la cavité, le pus sort en quantité par les tubes, pansement iodoforme et double spica.

Le pus sorti peut être évalué à 200 grammes au minimum.

Trois jours après, le pansement est renouvelé, les pièces sont à peine souillées ; lavages phéniqués, la fièvre est tombée complètement.

Le 14 juin, M. Legueu défait le pansement à peine souillé, enlève les drains et refait un pansement iodoformé. Pas de fièvre, le malade ne souffre plus, la prostration disparaît, l'appétit renaît.

Le 22, la plaie est à peu près cicatrisée. On sent encore un peu d'induration au-dessus de la symphyse et sur les côtés de la ligne médiane. Nouveau pansement.

Le 28, le malade sort guéri.

OBSERVATION VII. — *Phlegmon prévésical. Cystite chronique. Rétrécissement Mort.* — Thèse de CHRISTOL. Montpellier, 1887.

Augustin L..., 54 ans, mécanicien, entré le 24 janvier 1885 à l'hôpital de la marine, à Brest, pour un phlegmon et une cystite chronique ; T. s., 37°,8. On constate au-dessus du pubis de la rougeur à la peau ; la région hypogastrique est très tendue et sensible à la pression. La douleur persiste dans une zone assez étendue. Le malade éprouve par moment des selles involontaires, principalement au moment de la miction. Peu d'appétit.

Parmi les antécédents morbides, une cystite il y a 18 mois, suivie d'orchite suppurée ; cette cystite était due à un rétrécissement survenu 15 ans après une uréthrite. Enfin, le malade raconte que, 15 jours avant d'entrer à l'hôpital, il a eu une attaque de nerfs.

La vessie ayant été évacuée au moyen d'une sonde en caoutchouc (il s'écoule 250 grammes environ de liquide) et cette évacuation ne modifiant en rien la consistance de la paroi abdominale, on pratique avec un aspirateur Dieulafoy une ponction exploratrice qui permet de constater la présence du pus.

Le malade ayant été chloroformisé, on pratique sur la ligne médiane, à deux travers de doigt au-dessus du pubis, une incision longue de 3 centimètres. Les tissus sont divisés couche par couche avec le bistouri et la sonde cannelée.

L'aponévrose des muscles droits ayant été sectionnée, le doigt pénètre dans une cavité purulente.

Issue de 30 grammes environ de pus sanguinolent. Lavage phéniqué. Introduction d'un drain. Légère hémorragie lors de l'incision.

25. — Ce matin le malade se trouve très soulagé. Il a bien dormi. T. m., 37° ; T. s., 37°,4.

26. — Introduction d'une sonde Nélaton dans la vessie, issue de 200 grammes d'urine environ. L'urine tient en suspension beaucoup de pus. T. m., 36°,2 ; T. s., 36°,4.

27. — T. m., 36°,4 ; T. s., 36°,4.

28. — T. m., 36°,2 ; T. s., 40°. Le malade n'ayant pas uriné depuis le matin, malgré la sonde à demeure, on procède à l'examen de cette sonde, dont l'œil n'est pas bouché. On replace la sonde dans la vessie. L'urine ne s'écoule qu'en très petite quantité. Le pansement n'est pas mouillé.

29. — T. m., 38°,6 ; T. s., 38°,6. Le matin le malade se trouve mieux. Il a peu dormi bien que souffrant un peu du ventre. Issue par la sonde d'une quantité d'urine considérable. Le pansement est peu mouillé.

30. — T. m., 39°,1 ; T. s., 39°,2. Douleurs hypogastriques prononcées ; urines abondantes par la sonde. Pas de selles. Le malade meurt le 31 *janvier* à 4 heures et demie du matin.

Observation VIII (résumée). — *Hypertrophie de la prostate. Incontinence d'urine. Phlegmon de la loge de Retzius* (par Hasseler, médecin-praticien de la clinique chirurgicale privée du professeur docteur Emilé Burckardt, de Bâle). — *In Centralbl. für die Krankheiten der Harn und sexual Organ,* 1902, Bd. XIII, Heft 7.

N. N..., 63 ans, rentier, entre à la clinique le 25 janvier 1901. A eu il y a 35 ans une gonorrhée guérie sans complications. Souffre depuis sept ans d'un catarrhe de la vessie qui lui revient de temps en temps et qui causa il y a trois ans une hypertrophie de la prostate.

Le malade rentre pour la première fois à l'hôpital en octobre 1889, pour hypertrophie de la prostate et incontinence d'urine.

On lui pratique la cautérisation de la partie postérieure des lobes médians et latéraux d'après la méthode de Bottini. Suites de l'opération bonnes. Traitement ultérieur : lavement quotidien boriqué ; plus tard, injection de l'émulsion iodoformée.

Quitte l'hôpital le 28 octobre 1899.

16 *décembre.* — Etat général excellent. Prostate hypertrophique latéralement très molle, très rénitente, assez douloureuse au toucher.

3 *mars* 1900. — Urine dix à quinze fois par vingt quatre heures. A la fin de la miction, il arrive du liquide prostatique. Le lobe droit de la prostate est douloureux, plus volumineux que le gauche. A l'examen de la vessie, on voit des vésico-trabécules. Dans le lobe prostatique gauche, on remarque un sillon très enflammé ; dans le lobe droit, moins d'inflammation.

Le lobe médian est normal.

18 *avril.* — Pas de liquide prostatique. Etat général bon. Neuf à douze mictions par vingt-quatre heures. Urines troubles. La prostate est notablement hypertrophiée, surtout dans le lobe gauche.

1er *juin.* — Bon état général, plus de prostatorrhée.

18 *février* 1901. — Depuis quatorze jours, fréquentes envies d'uriner, dix-sept mictions par jour très difficiles. Urine acide stérile. Résidu, 75 centimètres cubes. Capacité, 400 centimètres cubes. A l'examen cytoscopique, la muqueuse vésicale est hypertrophiée avec de profonds sillons inflammatoires sur le lobe gauche. Le malade s'alite le 24 février. Mictions toutes les heures, très douloureuses.

24. — T. s., 38°,4.

25. — Le malade rentre à l'hôpital pâle, la langue n'est pas chargée, l'ha-

leine est fétide. Tympanisme. Derrière la symphyse on sent une tumeur douloureuse, de la grosseur du poing, située surtout du côté gauche de la ligne médiane. Après avoir vidé la vessie (qui contenait 70 centimètres cubes), la tumeur persiste. Elle s'étend très nettement jusqu'à un point également distant de l'ombilic et du pubis. Prostate hypertrophiée. Urine concentrée, opalescente, contenant des corpuscules rouges, des leucocytes, des cellules à grands noyaux. T. s., 38°,1. Diagnostic, abcès péricystique.

Traitement. — Compresses chaudes de Priessnitz sur l'hypogastre. Lavement. Urotropine. Le soir, injection de morphine.

27. — La tumeur est un peu augmentée de volume, un peu douloureuse. La peau est œdématiée.

4 mars. — La tumeur monte jusqu'à un travers de doigt au-dessous de l'ombilic. Peau œdématiée.

5. — Incision de 10 centimètres de longueur du pubis à presque l'ombilic. Après incision de la peau, on arrive sur quelque chose d'œdémateux et de graisseux. Les couches des tissus sous-jacents sont lardacées, dures, cassantes et s'effritent en plusieurs couches. Tout le tissu est infiltré, mais on ne trouve aucune accumulation de liquide ou de pus. On a fait des cultures du tissu infiltré, et on a trouvé le staphylocoque pyogène. La plaie a été laissée ouverte et tamponnée.

10. — Depuis hier, l'urine est trouble. Cystite.

18. — A la pression, il s'évacue de deux endroits de la surface granuleuse, près du bord supérieur, de la profondeur de l'abdomen, du pus épais, jaune, dans lequel on trouve bactériologiquement du staphylocoque pyogène doré. Pansement humide d'acétate d'aluminium à 1 p. 100. La nuit, cathéter à demeure. Lavage de la vessie à l'eau boriquée. Bismuth et opiacés contre la diarrhée.

19. — Changement de pansement. Le pus sort en pressant sur la surface infiltrée. Pansement humide.

23. — Il ne sort plus qu'un sérum jaune de l'endroit où sortait le pus. Mictions tous les cinq quarts d'heure, douloureuses. Urines claires, selles fréquentes.

31. — L'infiltration est à peine perceptible. Le malade se lève.

11 mai. — Le malade sort de l'hôpital, guéri.

Observation IX. — *Blennorrhagie ancienne. Papillomes. Phlegmon de la cavité de Retzius.* (Due à l'obligeance de M. le professeur agrégé L. Imbert.)

Le malade est un homme de 25 ans environ, sans hérédité pathologique intéressante ; lui-même a été atteint de fièvre typhoïde, à l'âge de 7 ans ; à 18 ans, il contracte une blennorrhagie aiguë qu'il traite d'une façon irrégulière par les lavages de permanganate et le protargol. L'écoulement, qui s'était compliqué d'épididymite droite, passe alors à l'état chronique, avec des poussées intermittentes. En août 1901, la goutte persiste encore le matin ; le premier jet contient de nombreux filaments, il n'y a aucun signe de cystite ; la prostate n'est ni douloureuse ni augmentée de volume ; à droite, la queue de l'épididymite présente un noyau induré, vestige de l'ancienne épididymite ; il n'y a pas de rétrécissement ; sur le gland on constate seulement cinq ou six petits papillomes, dont le plus gros ne dépasse pas le volume d'une lentille. Instillations de nitrate d'argent dans l'urètre postérieur, du 150ᵉ au 50ᵉ. Le 15 septembre, le malade est très amélioré, la goutte a disparu, les filaments se font rares.

Il se marie le 1ᵉʳ octobre. La maladie actuelle débute le 4 octobre, quatre jours après son mariage. Ce jour-là, se produit dans le bas-ventre, à la racine de la verge, une douleur assez vive qui demeure stationnaire pendant une semaine environ.

Le 11, après une longue promenade en voiture, le malade est pris de mictions fréquentes, douloureuses à la fin. On se borne à conseiller le repos, des bains de siège, un régime léger. Le 13, l'état s'est aggravé ; les mictions sont très fréquentes et douloureuses, il y a du ténesme rectal et vésical. L'écoulement n'a, du reste, pas reparu. L'urine est claire et ne renferme ni sang, ni pus. La région sus-pubienne est très douloureuse à la palpation, le ventre est tendu. La prostate fait une forte saillie dans le rectum, il s'est produit en même temps un petit paquet hémorroïdal. On pense à un abcès de la prostate et on ordonne le régime lacté, des diurétiques, l'urotropine, grands bains tièdes, suppositoires opiacés et belladonés, lavements chauds.

Au bout de deux jours, les symptômes se calment, les mictions deviennent beaucoup moins douloureuses et moins nombreuses, selles régulières, urines toujours claires. Mais la palpation du bas-ventre est pénible, et l'on perçoit au-dessus du pubis une tuméfaction douloureuse, submate ayant à peu près le volume d'un utérus gravide au troisième mois.

Cette exploration est, du reste, rendue très difficile par la contracture de la paroi abdominale. Il ne s'agit assurément pas de la vessie, car un cathétérisme pratiqué facilement du reste et sans douleur, avec une sonde de Nélaton, indique que cet organe se vide bien. La prostate est toujours très saillante dans le rectum, mais non douloureuse. Pendant toute cette période la température se maintient entre 38° et 39°.

L'état reste stationnaire jusqu'au 23 octobre ; ce jour-là on constate que la tumeur a augmenté et arrive à l'ombilic ; elle s'est étendue également dans la direction des fosses iliaques ; prostate toujours très saillante et peu douloureuse. C'est à partir de ce jour-là seulement que le malade est soumis à notre observation.

Etat du malade le 24 octobre. — T., 38°,5 ; pouls, 100. — Tuméfaction de la région hypogastrique mate, douloureuse à la pression, arrondie, à concavité supérieure, nettement médiane, lisse et résistante. La peau est un peu rouge au-dessus du pubis. Le périnée n'est ni tuméfié ni douloureux, il existe un petit paquet d'hémorroïdes externe, mictions toutes les deux heures, faciles et indolores. La prostate paraît avoir un volume énorme, on n'en sent pas nettement les limites, et elle paraît fusionnée avec la masse de la tumeur ; celle-ci est nettement perçue par le palper bimanuel, on constate de la fluctuation. Un papillome de la verge est ulcéré.

Le 25. — Incision hypogastrique, médiane ; la paroi ouverte, on tombe sur une énorme collection purulente d'un litre environ, nettement limitée partout et occupant évidemment la loge de Retzius ; elle plonge jusqu'à la partie supérieure du pubis. Drain.

Du jour de l'opération, la température se maintient au-dessous de 37°. Guérison sans incidents.

OBSERVATION X. — *Abcès à l'hypogastre, suite d'affection vénérienne.* — CASTIRA, chirurgien à l'hôpital civil et militaire de Lunéville, *Archives de médecine*, 1re série, t. XX, p. 262.

Un soldat, porteur d'un chancre à la face intérieure du prépuce, entre à l'hôpital pour un bubon à droite. Quinze jours après, hypogastre douloureux et douleur abdominale augmentant à mesure que le bubon se dissipe et proportionnellement ; l'urine est accompagnée d'un mucus brûlant, puriforme ; à 2 pouces environ au-dessus du pubis et à droite du sterno-pubien, large élévation des téguments, dure et plus sensible que les autres points des parois abdominales. Une incision superficielle assure la sortie d'un peu de sang veineux, pas de collections au-dessous de l'aponévrose. On devait croire que le foyer avait son siège dans le tissu cellulaire qui environne la vessie ; le malade ne permit d'abord pas que l'on allât plus profondément, puis il céda.

Après section de l'aponévrose et du muscle droit, issue d'un pus blanc jaunâtre épais, sans odeur.

Quelques jours après, rechute : hypogastre tendu, rouge, division de toute la paroi abdominale. Un stylet, introduit dans la plaie, se dirigeait sur la vessie. Le pus s'était complètement écoulé. Guérison.

OBSERVATION XI. — *Péritonite puerpérale avec abcès enkysté dans le petit bassin.* — *Gazette des hôpitaux*, p. 376. In Thèse BOUILLY, 1880 (observation VI).

Douze jours après l'accouchement, signes de péritonite.

Plusieurs ponctions péritonéales faites à quelques jours d'intervalle, donnent issue à une grande quantité de pus.

Signe de péricardite. Anasarque généralisée. Mort.

AUTOPSIE. — Péritonite généralisée.

Au dehors de la cavité péritonéale, et seulement séparée par le péritoine, se trouve une membrane propre donnant issue à 200 grammes de sanie noirâtre, dans laquelle on trouve environ 150 grammes de caillots sanguins volumineux. La surface intérieure de la cavité est inégale, comme plissée, on y voit des élevures analogues aux colonnes charnues du cœur. La partie inférieure de cette cavité s'avance sous le pubis et règne sur la face antérieure de la vessie. La matrice y prédomine en arrière et à gauche. Un infundibulum s'étend sous le rectum.

OBSERVATION XII. — *Phlegmon de la cavité de Retzius après un accouchement.* *Med. Zeitung*, Berlin, t. LXI, p. 6.

F. F..., 32 ans, tuberculeuse, après un accouchement, douleur à droite et au-dessus du mont de Vénus. Au bout de quelque temps, violent frisson suivi de chaleur. On constate à droite, un peu au-dessus de l'épine du pubis, une tumeur d'environ un demi-pouce, dure, résistante au toucher, très douloureuse à la pression. Saignées, révulsifs, émollients. Au bout de cinq semaines, la tumeur augmenta ainsi que la douleur et la fièvre. On se décida à faire un débridement ; écoulement d'une grande quantité de pus fétide. Guérison. Il reste une sensation pénible de tension dans les parois abdominales, lorsque la malade se tient debout.

OBSERVATION XIII. — *Abcès de la cavité de Retzius. Ouverture spontanée dans le péritoine. Mort rapide.* — *Gazette médicale de Paris*, 1884, n° 29, p. 337.

Mme F..., âgée de 32 ans, est accouchée à 21 ans d'un enfant mort-né, après une grossesse de 8 mois ; les suites de couches furent fort graves et se compliquèrent d'une péritonite et d'une périmétrite probables. Un an plus tard, la malade présentait une induration prévésicale douloureuse avec mictions pénibles. L'état général était très mauvais, avec cachexie très prononcée ; des taches de purpura se montraient en divers points du corps. Un abcès s'ouvrit à l'ombilic, et l'exploration révéla un trajet profond allant de l'ombilic à l'espace de Retzius. Malgré des tentatives de traitement, la dilatation du trajet avec la laminaire, l'introduction d'un tube à drainage, des injections diverses, l'abcès resta fistuleux. Néanmoins l'état général redevint bon ; une grossesse survint pendant laquelle la fistule cessa de donner.

L'accouchement, rendu très difficile par un rétrécissement du bassin, dut être terminé par une application de forceps au détroit supérieur. Il en résulta une déchirure du périnée que le professeur Verneuil traita par la périnéorrhaphie quatre mois plus tard avec un succès complet.

A partir de ce moment, la fistule ombilicale fut négligée et ne fut plus considérée que comme une simple infirmité à laquelle la malade était faite ; l'écoulement était peu abondant, mais continu, quelquefois sanguinolent au moment des règles. La portion sous-ombilicale de l'abdomen restait dure et fortement rétractée ; et cette disposition se trouvait encore exagérée par l'obésité qui avait envahi le reste de la paroi abdominale. Car, dans ses dernières années, la malade, bien que fort jeune, était devenue rapidement très grosse.

Il y a trois ans, une hernie ombilicale de petit volume se montra à la partie supérieure de l'ombilic et nécessita l'application d'une ceinture.

Les accidents actuels éclatent le dimanche matin, 29 juin 1884, en pleine santé ; la veille, la malade avait beaucoup travaillé dans sa maison, faisant son ménage et rangeant des piles de linge.

Le dimanche matin, vers 9 heures, elle éprouve le besoin d'aller à la garde-robe, fait un effort inutile et est prise d'une douleur subite extrêmement vive dans la partie inférieure de l'abdomen, douleur bientôt suivie de vomissements alimentaires et bilieux.

L'état général devient rapidement grave ; l'arrêt des matières et des gaz intestinaux est complet ; le ventre se ballonne et devient douloureux dans toute son étendue ; les vomissements bilieux sont presque incessants dans les journées de dimanche et de lundi.

1er *juillet*. — La situation va toujours s'aggravant ; le facies abdominal est de plus en plus prononcé ; les conjonctives deviennent subictéreuses. Le docteur Vendrand fait une tentative de réduction de la hernie, suivie d'une amélioration spontanée des symptômes. Mais, le lendemain, les choses vont de mal en pis ; dans la journée les vomissements deviennent franchement fécaloïdes ; l'état général est de plus en plus grave.

Je vois la malade ce même jour, mercredi 2 juillet, à 10 heures et demie du soir, quatre jours pleins après le début des accidents.

Facies abdominal très accentué ; voix cassée. Pouls petit, ondulant, presque insensible ; sueur visqueuse sur tout le corps, soif extrême, hoquets fréquents. Le ventre est distendu en totalité et douloureux à la pression, surtout à la partie inférieure. La région épigastrique est très ballonnée et tout à fait tympanique à la percussion.

A la partie inférieure de l'ombilic, se trouve une crête rougeâtre, saillante, qui est l'orifice de la fistule par lequel suinte un peu de sang (la malade a ses règles depuis quelques jours), immédiatement au-dessus on voit une hernie ombilicale du volume d'un petit œuf de poule, recouverte par des téguments sains. Cette hernie est peu tendue ; elle est sonore ; elle n'est douloureuse qu'à sa partie inférieure, vers son collet. Elle fait corps avec toutes les parties voisines et il est facile de se rendre compte qu'elle est irréductible.

Le cas devenait embarrassant ; les caractères de la tumeur herniaire (absence de tension, de douleur, sonorité très marquée) ne permettaient guère de croire qu'elle était actuellement étranglée. D'un autre côté, les antécédents si nets d'étranglement, le début subit de la douleur quatre jours plus tôt, l'arrêt complet des matières et des gaz, le météorisme, les vomissements aujourd'hui même fécaloïdes, ne laissaient pas de doute sur la présence d'un étranglement. Je me rattachai à l'idée de la gangrène de la hernie survenue dans ces dernières heures, après 4 jours d'étranglement serré dans l'anneau ombilical, et s'accompagnant de cette absence de tension et de sonorité qui sont fréquentes dans la hernie gangrenée et peuvent même souvent être considérées comme des signes caractéristiques de la gangrène de la tumeur. En tout cas, l'indication était formelle, il fallait aller à la recherche de l'obstacle, quel qu'il fût, et mettre les parties à nu s'il s'agissait d'une gangrène herniaire.

Je procède de suite à la kélatomie avec l'aide du docteur Vendrand, qui donne le chloroforme. L'incision des parties molles me conduit rapidement sur une anse d'intestin grêle nullement tendue ni gangrenée, mais recouverte d'une fausse membrane épaisse sur sa convexité et d'infiltration purulente grisâtre.

Cette anse adhère mollement au pourtour de l'orifice herniaire, qui n'est autre que l'anneau ombilical ; et, dès que j'ai détaché l'intestin avec le doigt à sa partie inférieure, un flot de pus verdâtre, fluide, horriblement fétide, s'échappe par l'ombilic.

La quantité qui s'écoule ainsi spontanément peut être évaluée à un litre et demi. Le doigt, introduit dans l'abdomen par l'ombilic, sent une vaste cavité qui n'est autre que la cavité péritonéale et les anses intestinales agglutinées et immobilisées par des adhérences récentes.

Huit ou dix irrigations de solution phéniquée tiède, très diluée, sont injectées dans le ventre, de tous côtés ; l'injection ramène du pus en quantité et ce n'est qu'avec la plus grande peine qu'on arrive à faire sortir le liquide de l'injection à peu près propre.

Deux tubes à drainage sont introduits par l'ombilic jusque dans le petit bassin ; un pansement avec de la mousseline imbibée et solution phéniquée est maintenu dans la région.

Dès les premiers instants de notre opération, nous étions fixés sur la nature des accidents ; il ne pouvait plus s'agir d'une hernie étranglée, mais il s'agissait bien d'une péritonite purulente généralisée par perforation, l'abcès de la cavité prévésicale s'était vidé dans le péritoine. A cette notion s'ajoutait même une donnée étiologique de la plus haute importance ; 3 semaines auparavant, la malade, ayant besoin de renouveler son bandage ombilical, s'était procuré une ceinture à pelote plus large et à ressort plus fort, avec laquelle elle maintenait sa hernie et bouchait sa fistule.

L'écoulement s'était même tari dans ces derniers temps ; et sans être positivement malade, depuis une quinzaine de jours avant l'explosion terminale, cette femme se sentait fatiguée, se plaignait de malaises et de douleurs vagues.

Les choses n'étaient pas difficiles à rétablir ; sous l'influence de la pression exercée sur l'orifice fistuleux, le pus de l'abcès prévésical avait été retenu, produisant la fatigue et le malaise par rétention ; il s'était lentement accumulé pendant une quinzaine de jours, au lieu de s'écouler à l'extérieur comme d'habitude, soit par une déchirure instantanée, soit par un travail d'ulcération, il avait tout à coup fait irruption dans la cavité péritonéale.

A partir de ce moment, les accidents avaient éclaté comme un coup de foudre, revêtant l'aspect symptômatique de l'étranglement herniaire.

Une heure après l'opération, les vomissements reprenaient comme auparavant ; le lendemain, à 2 heures et demi de l'après-midi, vingt-sept heures après l'intervention. Le docteur Vendrand avait pu dans l'intervalle faire plusieurs injections antiseptiques dans la cavité abdominale et s'assurer que les tubes fonctionnaient bien et ramenaient une quantité de pus par les lavages.

Je ne crois pas devoir insister plus longuement sur les détails de cette observation, que j'ai cherché à rendre aussi claire que possible. J'appelle seulement l'attention sur la grande difficulté de l'interprétation des symptômes créés par coïncidence d'une tumeur herniaire, sur la ressemblance extrême des phénomènes de la péritonite par perforation avec ceux de l'étranglement intestinal, enfin, sur l'étiologie rare de cette péritonite suraiguë, consécutive à un ancien abcès de la cavité de Retzius, dont le pus s'était trouvé accidentellement retenu.

Observation XIV. — *Rupture de la symphyse pubienne et abcès prévésical d'origine puerpérale.* — P. Puech, professeur agrégé à la Faculté de Montpellier. *Gazette des hôpitaux*, 1ᵉʳ juin 1899, p. 565.

Le 25 février dernier, je fus appelé à Manguio, auprès d'une jeune femme, sur laquelle mon confrère et ancien élève, M. le docteur Vailhé, me fournit les renseignements que je rapporte ici.

Agée de 23 ans, primipare, Mme X... n'offre aucun antécédent héréditaire digne d'être relevé. Elle a accouché après une grossesse conduite normalement à terme le 1ᵉʳ février. Le travail a débuté le 30 janvier, à 6 heures du soir, par la rupture précoce des membranes ; les douleurs se sont montrées presque aussitôt, mais très espacées au début, et n'ont pris quelque intensité, en même temps qu'elles devenaient plus fréquentes, que dans la journée du 31. A 10 heures du soir, la dilatation était complète. Mais bien qu'il s'agisse d'une présentation du sommet en gauche antérieure, et que la tête soit engagée, la terminaison du travail se fait encore attendre ; ce que voyant, la sage-femme qui présidait à l'accouchement crut devoir mettre la parturiente en travers du lit, les deux pieds appuyés sur une chaise, dans l'espoir que cette attitude favoriserait les douleurs d'expulsion. Il y avait à peine quelques minutes que la femme était en position obstétricale lorsque, brusquement, au cours d'un effort énergique accompagnant une contraction utérine, elle perçut au niveau de la symphyse pubienne une sensation très nette de craquement, en même temps qu'elle éprouvait une douleur atroce. Et, tout aussitôt, était expulsé un enfant vivant, du sexe masculin, de moyen volume (1ᵉʳ février, 4 heures du matin). La délivrance s'effectua sans incident. Ni avant, ni pendant l'accouchement, pas plus que dans les premiers jours qui suivirent, aucune précaution d'antisepsie ne fut prise par la sage-femme.

Six jours plus tard, comme la douleur au niveau du pubis reste toujours très vive, comme les mouvements des membres inférieurs étaient impossibles depuis l'accouchement, on pria le docteur Vailhé de voir la malade. Il recueillit les renseignements que je viens de donner et fit les constatations suivantes :

État général assez satisfaisant. T., 38°. Légère fétidité des lochies. Le ventre est souple et n'offre nulle part de sensibilité. Mais, quand la main arrive au niveau du pubis, elle provoque une douleur tellement vive que l'exploration de la région est rendue impossible. Point de modifications appréciables à la vue. Les membres inférieurs, dont l'impotence est à peu près absolue, sont portés en rotation externe ; si l'on essaie de fléchir un peu la cuisse sur le bassin, on détermine aussitôt de la douleur au niveau du pubis, qui oblige vite à s'arrêter dans les tentatives. Prescriptions : injections vaginales au sublimé, repos au lit.

Mais ni l'une ni l'autre de ces recommandations ne furent suivies ; la sage-femme jugea les injections vaginales inutiles et, après avoir traité sa cliente de paresseuse et de douillette, ne tarda pas à l'engager à se lever. Péniblement, en s'appuyant sur le dossier de deux chaises, la malade, pour se conformer à ces peu sages conseils, essaye de faire quelques pas dans la chambre. Mais, au bout de quelques jours, la marche, au lieu de s'améliorer, restait toujours aussi difficile ; la douleur de la symphyse allait en augmentant, des frissons se produisirent, d'abord légers, puis de plus en plus intenses ; si bien que le 18 février, se sentant dans l'impossibilité de garder le lit, la malade fit de nouveau appeler le docteur Vailhé.

En découvrant l'abdomen, on voit au-dessus de la symphyse pubienne une légère tuméfaction, un peu plus étendue du côté gauche que du côté droit de la ligne médiane, douloureuse à la pression, dure, n'offrant en aucun point de fluctuation. Les autres régions de l'abdomen restent souples et indolores.

L'écoulement lochial est abondant et d'odeur fétide. La température est de 39°. Le soir, à 4 heures, grand frisson. Injection vaginale au sublimé, onguent mercuriel sur la tuméfaction de l'hypogastre, sulfate de quinine.

Au bout de trois jours, la fétidité des lochies a totalement disparu, mais la fièvre et les frissons vont toujours en augmentant et la tuméfaction dépasse la symphyse pubienne de quatre travers de doigt. Le 25 février, quand pour la première fois je vis la malade, voici ce qu'à mon tour je constatai :

La paroi abdominale, au niveau de la région hypogastrique, est soulevée par une tumeur dont les contours, déjà très appréciables à la vue, sont encore plus nettement délimités par le palper. Rappelant par sa forme le chapeau de gendarme, cette tumeur a sa base dirigée parallèlement aux branches horizontales du pubis, derrière lesquelles elle semble s'enfoncer ; son sommet, arrondi, se trouve un peu à gauche de la ligne médiane, à quatre bons travers de doigt au-dessus de la symphyse ; à gauche aussi, la tumeur est plus saillante et se prolonge un peu plus sur les parties latérales qu'à droite ; l'angle inférieur droit se trouve à trois travers de doigt sur la ligne médiane, celui de gauche à quatre. Cette tumeur est dure, tendue, douloureuse. Les parties voisines, la région prépubienne, les organes génitaux, etc., ont leur aspect normal et ne sont le siège ni de tuméfaction ni d'œdème.

En pratiquant le toucher vaginal, on sent très haut derrière le pubis la base de la tuméfaction. L'exploration de la symphyse pubienne ne permet pas de sentir un écartement anormal des surfaces articulaires. L'utérus, encore volumineux et lourd, est facilement mobilisable. Les culs-de-sac sont absolument libres. Pas de promontoire. Cette exploration ne provoque pas de douleurs, il en est de même de la palpation effectuée dans les divers points de l'abdomen autres que celui occupé par la tumeur.

Quoique la malade soit en proie à une forte fièvre (39°,7), l'état général se maintient assez bon : les fonctions digestives se sont jusqu'ici régulièrement accomplies, malgré quelques nausées apparues depuis deux jours, les urines présentent leur aspect normal ; il n'y a jamais eu de trouble de la miction.

Je portai le diagnostic rétrospectif de la rupture de la symphyse du pubis ; actuellement nous avons affaire à un phlegmon prévésical.

Bien que la ponction de la tumeur avec une seringue Pravaz soit restée négative, l'existence du pus ne faisait pour moi pas de doute.

Au bout de quatre jours, pendant lesquels la température oscilla entre 38°,5 le matin et 40° le soir, mon confrère me rappelait auprès de sa cliente pour pratiquer l'ouverture de l'abcès. Le 1ᵉʳ mars, après avoir pris les précautions antiseptiques habituelles et sous anesthésie, je fis un peu à gauche de la ligne médiane, sur le point le plus saillant de la tumeur, une longue incision verticale qui me conduisit, après avoir traversé couche par couche la peau, le tissu cellulaire sous-cutané et le muscle grand droit de l'abdomen, dans une vaste cavité de laquelle s'échappa une abondante quantité de pus. En introduisant le doigt derrière le pubis, je pus me rendre compte de la parfaite intégrité de l'articulation et des surfaces osseuses avoisinantes. Lavage de la poche, dans laquelle deux drains sont laissés à demeure ; deux points de suture diminuent la longueur de l'incision ; pansement antiseptique.

Les suites de l'intervention ont été des plus simples : dès le lendemain, la température descendait à la normale ; les frissons ne se reproduisent plus ; et l'appétit, disparu ces jours derniers, commence à revenir. Le 4 mars, le pansement souillé de pus est changé ; le 14, on supprime les drains, et le 20, la malade se lève pour la première fois.

Le 1ᵉʳ avril, l'ouverture de l'abcès étant complètement fermée, la malade fait sa première sortie : la marche s'effectue sans aucune difficulté, l'embonpoint est revenu, la guérison est complète.

OBSERVATION XV. — *Dothienentérie. Convalescence. Phlegmon prévésical. Incision. Drainage.* — In BOUILLY, observation IX, p. 85.

V..., 31 ans, entré à Necker pour une fièvre typhoïde commune et de médiocre intensité, 3 mars 1862.

Dans les premiers jours du déclin de la fièvre, le malade se plaignit de douleur dans l'hypogastre et d'une difficulté à uriner. Le volume, la forme de la tumeur, sa matité, sa fluctuation, la difficulté à uriner, firent qu'on diagnostiqua une rétention d'urine et qu'on fit le cathétérisme. On ne ramène que peu d'urine et la tumeur persiste.

7 avril. — La tumeur a les mêmes caractères ; les douleurs s'exaspèrent à la pression ou au moindre mouvement, de sorte que le malade est forcé de rester dans l'immobilité, les jambes à demi fléchies.

8. — Incision verticale sur la ligne médiane à 4 ou 5 centimètres de la symphyse pubienne, et issue immédiate d'une énorme quantité d'un pus bien lié, très fétide. La cavité de l'abcès est explorée avec une sonde en

gomme élastique qui pénètre dans toute sa longueur sur les côtés, mais qui ne va pas à plus de 5 centimètres lorsqu'on la dirige du côté de l'ombilic ou vers la symphyse. Le toucher rectal, qui donnait la sensation d'une tumeur avant l'incision, ne perçoit plus rien d'anormal après la sortie du pus ; la prostate est peu volumineuse.

Aussitôt après l'évacuation, douleurs et constipation disparaissent.

La suppuration continue abondamment pendant deux semaines. Au bout de ce temps, on introduit une sonde de gomme élastique qui est laissée à demeure ; trois jours après, elle est remplacée par un tube à drainage. L'appétit et l'embonpoint reviennent ; plus de douleurs, miction facile, selles normales, si bien que le 6 juin on retire le drain et on cicatrise la plaie.

Le lendemain 7 juin, les accidents reparaissent, frissons, vomissements abondants ; pouls fréquent, inappétence et constipation ; la plaie suppure beaucoup moins.

8 juin. — Les vomissements ont cessé, le malade n'a plus que de légères nausées, la diarrhée est établie, le pouls se ralentit.

9. — L'état continue à s'améliorer, la diarrhée continue, l'appétit reparaît ; néanmoins la céphalalgie persiste. La plaie ne donne que peu de pus. En pressant sur les côtés de dehors en dedans, on en fait sortir une certaine quantité qui est assez bien liée, mais fétide.

10 et 11. — La fièvre est tombée, le malade est mieux, la suppuration modérée : le malade peut marcher un peu.

OBSERVATION XVI. — In Thèse LABUZE. Paris, 1871.

Clémentine M..., domestique, 25 ans, a été envoyée, le 25 avril 1870, en convalescence au Vésinet. Elle avait été atteinte de fièvre typhoïde bénigne.

Trois jours après son entrée au Vésinet, elle est prise d'une douleur profonde dans le ventre, puis une tumeur apparaît dans la région hypogastrique et la décide à rentrer à l'hôpital Beaujon, dans le service de M. le docteur Moulard-Martin, le 13 mai.

État actuel. — La malade est en proie à une très grande faiblesse. Elle assure n'avoir pas eu de fièvre, elle urine bien. La tumeur de la région hypogastrique est ainsi limitée : elle s'étend de l'anneau ombilical à quelques centimètres au-dessus du pubis ; elle est demi-sphérique, saillante, dure, très douloureuse à la pression. Elle s'étend symétriquement de chaque côté de la ligne médiane. Par la percussion, on perçoit de la sonorité au-dessous d'elle ; la fluctuation, quoique difficile à percevoir, n'en est pas moins constatée. Tous ces signes font penser que la collection purulente s'est développée dans la gaine des muscles droits.

11 *mai*. — On incise la paroi abdominale couche par couche jusqu'à l'abcès. L'ouverture donne accès à une grande quantité de pus.

24. — Guérison paraît prochaine.

OBSERVATION XVII. — *Troubles digestifs. Phlegmon prévésical. Guérison. Service du professeur Guyon*. Thèse GÉRARDIN. Paris, 1879.

D..., Névropathe depuis longtemps, dyspeptique, gastralgique, sujet à des attaques de coliques violentes, parfois atroces, siégeant dans l'hypochondre droit, mais non suivies d'ictère ni d'émission de sable, simulant par conséquent la colique hépatique ou néphrétique et revenant tous les deux ou six mois. Très amélioré par l'hydrothérapie.

En *septembre* 1878, attaques de coliques qui débutèrent par la région habituelle et qui, après huit à dix jours, s'irradièrent vers le bas-ventre. Vers le 10 janvier 1879, M. le docteur Simon constata, au niveau de la vessie, une tuméfaction arrondie qui fit supposer une distention de la vessie par l'urine. Le cathétérisme ne donne qu'une quantité insignifiante d'urine, et, la tumeur persistant, M. Simon pratiqua le toucher rectal et trouva une saillie globuleuse analogue à celle que l'on sentait au-dessus de la symphyse pubienne.

Fièvre modérée, exacerbante le soir, comme la douleur. Deux jours après la constatation de la tumeur, le malade est pris de diarrhée et expulse une certaine quantité de mucus et de pus, évaluée par M. le docteur Simon à deux cuillerées à bouche. Pendant les trois ou quatre jours qui ont précédé l'ouverture de l'abcès, le malade éprouvait du ténésme, était constipé et rendait, avec les lavements, un mucus glaireux et épais.

Après cette ouverture, guérison rapide ; disparition de la tuméfaction sus-pubienne et rectale.

OBSERVATION XVIII (résumée). — *Troubles digestifs. Constipation. Phlegmon prévésical. Guérison.* — EDOUARD MARTIN, de Genève, in *Annales des maladies des organes génito-urinaires*, 1893, p. 15.

Marie D..., 16 mois, nous est présentée le 20 juin 1892, à la maison des Enfants-Malades.

Antécédents héréditaires. — Nuls.

Antécédents personnels. — Nourrie au biberon, rachitique, troubles digestifs fréquents, alternatives de constipation et de diarrhée.

Depuis quinze jours, constipation ; douleurs à la miction. Depuis douze
jours, vives douleurs au niveau du bas-ventre, surtout à la pression.
Depuis quatre jours, rétention d'urine, constipation absolue.

État actuel. — Enfant rachitique. Facies exprimant l'angoisse. T., 39°.
On constate, au-dessus du pubis, des deux côtés de la ligne médiane,
la présence d'une tumeur arrondie de la grosseur d'un gros œuf de poule,
sans changement de coloration de la peau, à base large et à convexité supérieure, atteignant un peu plus de la moitié de la distance entre le pubis et
l'ombilic.

Anesthésie à l'éther. Incision. — Il s'écoule environ 100 centimètres
cubes de pus. Le doigt, introduit dans la plaie, descend derrière la paroi
abdominale, au-devant de la vessie, jusqu'à la face postérieure du pubis.
Lavage au sublimé à 1 p. 4.000 ; drain ; pansement iodoformé. Température rectale, 37°,2.

10 *juillet.* — Guérison ; cicatrisation complète vingt jours après l'incision.

OBSERVATION XIX. — *Abcès de la cavité de Retzius par appendicite.*
Docteur BRUN, *Annales génito-urinaires*, 1897, p. 81.

Le nommé L..., Louis, âgé de 9 ans et demi, entre le 22 mars 1895, à
7 heures du soir, à l'hôpital des Enfants-Malades, salle Giraldes, lit n° 12,
dans le service de M. de Saint-Germain. Les parents nous fournissent à
son sujet les renseignements suivants :

L'enfant a eu la rougeole à l'âge de 7 ans. Il y a deux mois, il fut pris
d'une violente diarrhée avec colique, qui lui dura deux jours, et que l'on
attribua à l'ingestion de poisson avarié. A part cette indisposition, l'enfant
serait plutôt constipé depuis deux mois.

Le 7 *mars*, c'est-à-dire il y a quinze jours, l'enfant est pris subitement d'une
douleur extrêmement violente dans les reins et dans le côté droit du ventre ;
on le couche, et pendant la nuit surviennent des vomissements.

Le lendemain, 8 mars, l'enfant souffrait toujours, les parents font appeler
un médecin, qui constate dans le ventre, au niveau de la région hypogastrique du côté droit, la présence d'une tuméfaction apparente sur la paroi
abdominale, mais, par la palpation, on sent très facilement cette petite
tumeur, que les parents constatent eux-mêmes. Le médecin ordonne le
repos au lit, des cataplasmes et une purgation à l'huile de ricin.

Les jours suivants, l'enfant continue à souffrir du ventre, la tumeur augmente de volume et devient de plus en plus médiane. Il n'y a pas de diarrhée ; l'enfant a, tous les deux jours environ, des selles d'une odeur extrêmement fétide. Il n'y a encore rien d'apparent à l'extérieur sur la paroi abdominale.

Ce n'est que le 20 mars, c'est-à-dire il y a 2 jours, que les parents s'aperçoivent qu'il se dessine une saillie sur la partie médiane et inférieure du ventre de l'enfant. A ce moment, la fièvre est assez vive.

Le 21, l'enfant commence à souffrir en urinant, les mictions sont fréquentes, peu abondantes, et lui arrachent des cris. L'urine est claire et sans odeur.

Le lendemain 22, il survient de l'incontinence d'urine dans la journée, et la tuméfaction est devenue beaucoup plus volumineuse.

L'enfant est amené le soir à 7 heures, à l'hôpital, avec le diagnostic d'abcès de la paroi abdominale.

A son entrée, en découvrant l'enfant, on constate à première vue, au niveau de la région hypogastrique, une volumineuse saillie de forme ovoïde qui remonte jusqu'à deux travers de doigt au-dessous de l'ombilic.

Cette saillie est absolument médiane et donne, à la partie inférieure de l'abdomen, exactement le même aspect que celui d'une vessie très distendue. Il n'y a ni rougeur, ni œdème de la peau du ventre, qui n'est pas adhérente aux plans sous-jacents. Les mouvements des membres inférieurs sont libres ; l'extension et la flexion des cuisses se font sans douleur.

En palpant le ventre on trouve une grosse masse ovoïde, extrêmement dure, masse nettement fluctuante, ayant aussi la forme et les caractères de la vessie très distendue.

Le sommet de cette masse est arrondi, et se trouve à deux travers de doigt au-dessous de l'ombilic. De chaque côté, le ventre, souple, permet d'enfoncer très facilement les mains dans les fosses iliaques, et de délimiter ainsi les bords de cette masse, qui ne s'étend pas plus à droite qu'à gauche. Par en bas cette tumeur descend jusqu'au pubis, qui est lui-même douloureux à la pression ; mais il n'y a ni œdème ni empâtement des bourses ou de la partie supérieure des cuisses ; par en bas aussi cette tumeur reste nettement abdominale.

L'exploration de la tumeur elle-même est douloureuse ; mais tout le reste du ventre est souple et indolore.

On demande au petit malade de vouloir bien uriner, il émet de lui-même une petite quantité d'urine claire et sans odeur ; on le sonde ensuite pour s'assurer que la vessie est bien vide ; mais, après cette évacuation de la vessie, la tumeur reste aussi volumineuse.

En pratiquant le toucher rectal, on sent, en arrière du pubis et en remontant derrière la paroi abdominale, une grosse masse molle, située sur la ligne médiane, et ne s'étendant pas plus d'un côté que de l'autre. Lorsqu'on presse avec l'autre main sur la paroi abdominale, au niveau de la tumeur, la fluctuation est très nettement transmise au doigt introduit dans le rectum.

D'après cet examen, il semble bien que l'on se trouve en présence d'une tumeur fluctuante, située non profondément dans la cavité abdominale, en arrière des muscles droits, dans la cavité de Retzius.

La température est de 38°,5 ; la langue un peu blanche, le pouls un peu rapide, mais bon.

Le lendemain matin, 23 mars, la tuméfaction a augmenté de volume et s'est un peu étalée du côté droit. Cette augmentation de volume se constate aussi très nettement par la palpation ; la tumeur remonte maintenant jusqu'à l'ombilic. La fosse iliaque, du côté gauche, est toujours libre ; mais du côté droit l'empâtement est plus marqué que la veille, et ne permet plus si bien l'exploration de la fosse iliaque de ce côté ; le reste du ventre est souple et indolore ; l'enfant a uriné goutte à goutte pendant la nuit ; l'état général ne semble pas plus mauvais que la veille ; la température est à 38 degrés. M. de Saint-Germain et moi, nous examinons l'enfant et concluons à un abcès de la cavité de Retzius, d'origine probablement appendiculaire ; nous sommes d'avis d'intervenir immédiatement.

L'enfant endormi, la tumeur se laisse facilement délimiter du côté droit, et on constate que la fosse iliaque de ce côté est libre. Au moment où on se prépare à le sonder, l'enfant urine seul, mais son urine est trouble, extrêmement fétide, d'odeur fécaloïde et contient des grumeaux de pus.

On pratique, sur la ligne médiane de l'abdomen, une incision de 10 centimètres à partir du pubis ; les parois sont très vasculaires ; les muscles droits, violacés et saignants, se laissent facilement déchirer par la sonde cannelée, et aussitôt s'échappe un mélange de pus et de sang fétide, d'odeur fécaloïde. Le pus évacué, on se trouve en présence d'une poche du volume d'une mandarine environ.

Elle est située en partie sur la paroi abdominale, en arrière des muscles droits, et en partie derrière la symphyse pubienne. Elle occupe la ligne médiane, mais s'étend cependant un peu plus à droite qu'à gauche ; sa paroi est tapissée d'une membrane blanchâtre, tomenteuse.

Tout autour de cette cavité d'abcès, existe une induration énorme de la paroi abdominale, induration qui forme la plus grande partie de la masse que l'on sentait avant l'intervention. Cette poche est lavée à l'eau bouillie, puis drainée et pansée à la gaze iodoformée. T. s., 39°,2.

Deux cents grammes d'urine ont été rendus dans la journée ; urine toujours trouble et d'odeur fétide. Le ventre est souple, sans ballonnement, sans douleur à la pression. L'enfant a vomi plusieurs fois dans la journée, son facies est bon, son pouls rapide, mais bien frappé. A 8 heures un quart, l'enfant demande à boire ; on lui donne un peu de champagne glacé ; l'infirmière le quitte un instant pour aller auprès d'un autre malade ; quand elle revient auprès de lui, elle le trouve expirant.

Autopsie. — L'autopsie est pratiquée trente-six heures après la mort. L'abdomen est ouvert au moyen d'une incision curviligne, allant d'une épine iliaque à l'autre, en passant au-dessus de l'ombilic, de façon à obtenir un grand tablier que l'on puisse rabattre. Au moment où l'on incise le péritoine, un flot de liquide séro-purulent s'échappe ; l'épiploon adhérent à la face postérieure de la paroi abdominale est coupé ; la paroi est alors soulevée et permet d'apercevoir les anses intestinales baignant dans le pus. Leur surface péritonéale est rouge et dépolie, mais elle n'est pas recouverte de fausses membranes, la péritonite purulente paraît assez récente.

Dans le but de rechercher les rapports que l'appendicite pouvait bien avoir avec toutes ces lésions, on enlève en une seule masse la partie de la paroi abdominale qui contient l'abcès avec la vessie, le cæcum et un certain nombre d'anses de l'intestin grêle, qui est adhérent à la face postérieure de la paroi abdominale. Le cæcum était absolument libre dans la fosse iliaque droite, ne présentant aucune adhérence, ni avec la paroi ni avec les autres anses intestinales.

On recherche alors l'appendice. Il part du côté externe du cæcum, le contourne, se dirige en avant et en dedans de la ligne médiane et son extrémité vient se perdre dans la paroi postérieure de l'abcès pariétal. Tout le corps de l'appendice est sain, libre, sans adhérence.

Le doigt, introduit dans l'abcès de la paroi abdominale, permet de sentir au fond et à droite de la poche une sorte de dépression, de diverticule qui répond au point où l'extrémité de l'appendice vient se perdre dans la paroi de l'abcès. Une sonde cannelée, introduite dans le diverticule, pénètre très facilement dans l'appendice. Il y a donc perforation de l'appendice à son sommet et large communication de sa cavité avec la poche purulente.

Les anses de l'intestin grêle, que l'on avait enlevées avec la masse de la tumeur, n'adhèrent que faiblement à la face postérieure de l'abcès et s'en laissent facilement détacher ; mais, en ce point, existe une large perforation qui fait communiquer l'abcès avec la grande cavité péritonéale. Cet orifice se trouve situé au-dessus et en dedans de la perforation appendiculaire.

La vessie est ouverte : elle contient du pus ; ses parois sont très épaisses, surtout au niveau du sommet et de la face antérieure, devant laquelle l'abcès descend assez bas. Sur la muqueuse se trouvent de nombreuses taches ecchymotiques, et c'est dans un de ces points ecchymotiques qu'a du se faire la perforation, mais on ne peut l'apercevoir.

Quant à l'abcès, il est bien pariétal ; il est situé immédiatement derrière les muscles droits ; sa paroi postérieure est fermée en haut par le péritoine épaissi et le grand épiploon adhérent ; en bas, par la face antérieure de la vessie.

Le reste de l'autopsie ne présentait rien de bien particulier : tous les organes étaient très congestionnés, spécialement les poumons et les méninges, les reins étaient normaux ; le foie et la rate déjà en décomposition cadavérique avancée.

Il nous reste un dernier point à signaler : c'est que, au moment de l'intervention, du pus de l'abcès a été recueilli dans une pipette stérilisée. Ce pus, à examen direct sur les lamelles, s'est montré très riche en microbes de formes extrêmement variées, semblant représenter toute la flore intestinale. En semence dans du bouillon et sur gélose, il n'a donné naissance à aucune colonie.

En résumé, l'autopsie nous a montré que la mort avait été déterminée par une péritonite purulente généralisée, consécutive à la perforation de l'abcès de la cavité de Retzius, abcès qui était lui-même sous la dépendance d'une appendicite perforante.

OBSERVATION

(Inédite, due à l'obligeance de M. le professeur agrégé CUNÉO,
chirurgien des hôpitaux.)

Il s'agit d'un malade âgé de 30 ans, ayant tout un passé urinaire. En 1890-91, il eut une première blennorrhagie qui dura environ six mois. Jusqu'en 1899, le malade, suivant son dire, a « dû en avoir deux ou trois autres ». La dernière remonte à fin 1899 ou janvier 1900. Il y avait 4 ou 5 mois qu'il en était atteint quand il arriva à Paris en juin 1900. Il consulte un médecin qui lui fit faire des injections ; au bout de quelque temps, il se croit guéri et cesse le traitement. Six semaines après, il est repris d'écoulements peu abondants. Il recommence à suivre plus ou moins irrégulièrement son traitement jusqu'en janvier 1903, ne voyant toujours pas d'autre médecin.

A cette époque, son médecin lui fait pendant un mois lui-même une série de lavages de l'urètre et ne s'aperçoit pas qu'il avait un rétrécissement assez prononcé.

Le 16 février, quelques minutes après un coït, le malade est pris d'une douleur aiguë dans le bas-ventre, douleur exagérée par la station debout ou le décubitus dorsal, la paroi abdominale étant tendue. Le moindre palper augmentait la douleur. Le malade ne s'en préoccupe d'abord pas du tout jusqu'au 20 février, continuant à travailler et même à se fatiguer beaucoup. Souffrant trop toujours à l'hypogastre, il se couche du 21 au 24 février, et le 25 fait venir un autre médecin. Celui-ci lui trouve « une grosseur située en avant de la vessie » et craignant un abcès lui conseille de faire venir un chirurgien. M. le professeur Poirier, demandé en consultation, ordonne le repos complet au lit et l'application continue de compresses humides et chaudes sur la région douloureuse. L'état reste stationnaire jusqu'au 27, où, à 5 heures du soir, le malade urine du pus. Le 1er mars, au matin, il est opéré par M. le docteur Cunéo. La température était de 38°,5.

A la palpation, M. Cunéo trouve une défense musculaire intense sur toute la partie inférieure de la paroi abdominale à la moindre pression. Le malade se refuse à contracter volontairement ses muscles abdominaux. Ceux-ci par contre sont très durs dès qu'on essaie un palper profond. Cependant, profitant par instants d'un certain relâchement de la sangle abdominale, M. Cunéo peut obtenir une sensation d'empâtement profond mal limité ; il constate une légère submatité sur toute la région hypogastrique. Il n'y a pas de gonflement ni d'œdème de la paroi abdominale, pas d'adénite inguinal ni iliaque appréciable.

Opération. — M. Cunéo fait une incision sous-ombilicale longue de 10 centimètres. La paroi est saine. La cavité de Retzius est absolument libre ; il existe seulement un très léger œdème du tissu cellulaire qui la remplit. Sous la paroi postérieure de cette cavité, M. Cunéo découvre une masse pâteuse, ramollie, à fluctuation obscure. Avec le doigt il pénètre au centre de cette masse et tombe dans une cavitée limitée, du volume d'un œuf de poule, contenant une certaine quantité de pus très fétide. Malgré une exploration très attentive, il ne peut découvrir l'orifice par lequel l'abcès s'est ouvert en partie dans la vessie.

La cavité purulente est largement drainée et la moitié supérieure de l'incision abdominale seule est suturée. Les urines recueillies et examinées révèlent la présence de pus et de sang en grande quantité.

Le lendemain, 37°,5-38°. Les urines sont plus claires. M. Cunéo prescrit 2 grammes d'urotropine.

A partir du surlendemain de l'opération la température reste à 37°. Le pus diminue progressivement jusqu'au huitième jour, où le drain est supprimé. La plaie se referme tout à fait en un mois et demi. Le malade se fait alors dilater l'urètre pour guérir le rétrécissement constaté par M. Cunéo.

OBSERVATION

(Inédite, personnelle, recueillie dans le service de M. le professeur POIRIER.)

Le 20 février 1904, un homme âgé de 77 ans, paveur de son état, entre dans le service de M. le professeur Poirier pour œdème douloureux de la région tibio-tarsienne gauche avec lymphangite et adénite inguinale.

Avant l'âge de 40 ans, le sujet n'a jamais été malade. A cette époque, il est pris d'un violent point de côté droit, il a de la température et fait une pleurésie, qui le retient six mois malade, dont trois au lit.

Depuis il n'a jamais rien eu. L'appétit est bon, l'appareil génito-urinaire semble indemne, il n'y a pas d'hypertrophie de la prostate, il n'y a eu ni blennorrhagie ni hématurie.

Le 16 *février* 1904, après quelques jours de fatigue, il se plaint de souffrir au pied gauche. La douleur augmente et le lendemain il y a du gonflement au cou-de-pied. La nuit, le malade est pris de frissons, la douleur devient très vive et lui enlève tout repos. Le 17 février, en se levant, la région malléolaire est très tuméfiée, la peau est rouge et tendue. Le malade continue à marcher ; aussi œdème et rougeur gagnent-ils bientôt la jambe, la cuisse et la racine des bourses. Les ganglions de l'aine, très douloureux, sont très tuméfiés.

A l'entrée du malade à l'hôpital, on constate que tout le membre inférieur gauche est augmenté de volume, surtout au cou-de-pied et à la face interne du genou. La lymphangite, très intense, s'étend aux bourses et à la partie inférieure de l'abdomen. Les ganglions de l'aine sont volumineux, douloureux. Le lendemain matin, on fait une incision à la partie interne du cou-de-pied ; elle donne issue à du pus verdâtre, bien lié, sans odeur. On fait un enveloppement humide de tout le membre. Deux jours après, la partie antéro-interne du genou devient de plus en plus douloureuse, la peau en est très tendue, mais il n'y a pas de fluctuation. Le lendemain, la peau est moins rouge, moins tendue, les phénomènes inflammatoires rétrogradent nettement. Bref, le malade sort guéri de l'hôpital le 20 mars.

Le 26 *mars*, au milieu d'une bonne santé, il est pris d'une douleur bien nettement localisée à l'hypogastre. Il l'attribue à « un effort » et n'y fait pas attention. Mais la douleur augmente, la marche devient douloureuse ; la miction, jusque-là très normale, devient plus fréquente. Les garde-robes sont régulières.

Le 28, le ventre augmente légèrement de volume. La peau est œdématiée et rouge depuis le pubis jusqu'à 3 travers de doigt sous l'ombilic. Les jours suivants, l'hypogastre est toujours douloureux, plus volumineux ; le malade est forcé de se coucher. Au-dessus du pubis apparaît une saillie grosse comme une orange, très douloureuse à la palpation.

Le 3 *avril*, le malade entre à l'hôpital. Les mictions sont très fréquentes, mais l'urine reste normale.

Le 4, une incision verticale, faite sur la ligne médiane, amène l'évacuation d'un pus verdâtre, crémeux, sans odeur. Ce pus sort d'une poche superficielle, en relation par deux orifices étroits et profonds situés l'un au niveau du bord externe du grand droit et l'autre sur la ligne médiane, à 4 travers le doigt au-dessus du pubis. On débride la cloison aponévrotique et l'on vide la poche profonde. C'était un abcès en bouton de chemise, d'origine profonde, juxta-vésicale, à en juger d'après la rapidité d'apparition des signes d'irritation vésicale, et qui évoluait vers la peau, la poche superficielle étant, dans la cavité de Retzius, rétro-musculaire.

Le malade guérit facilement grâce à un bon drainage et à des pansements humides. Le toucher rectal pratiqué n'avait donné que des renseignements négatifs quant à la prostate.

CONCLUSIONS

Notre travail peut se résumer de la façon suivante :

Notre but était de montrer que certains abcès prévésicaux n'avaient pas comme point de départ la cavité de Retzius, mais siégeaient, au début du moins, hors de cette cavité et n'étaient autres que des adéno-phlegmons.

Pour cela, nous avons cru devoir rappeler la disposition anatomique des aponévroses prévésicales et des lymphatiques de la vessie.

En ce qui concerne les aponévroses, nous avons plus particulièrement insisté sur la disposition de l'aponévrose ombilico-prévésicale et des loges cellulaires placées en avant de la vessie. Nous avons vu qu'il existait en avant de la vessie trois loges distinctes :

1° Une loge rétro-musculaire qui fait partie de la gaine des droits ; c'est le *cavum supra pubicum.*

2° Une loge moyenne. Espace prévésical auquel il faut réserver le nom de cavité de Retzius. Cette loge se prolonge sur les parties latérales de la vessie et des autres viscères pelviens jusqu'à la paroi postérieure de l'excavation, où elle est limitée par une tente de la gaine hypogastrique. Elle confine *en bas* au plancher pelvien, *en haut* elle est séparée du tissu cellulaire sous-péritonéal par la gaine hypogastrique. L'aponévrose ombilico-prévésicale la sépare de la vessie.

3° Autour de la vessie existe une troisième loge, loge vésicale. Cette loge ne contient qu'une petite quantité de tissu cellulaire, qui peut s'infiltrer de graisse dans les cas pathologiques, ainsi ne nous paraît-il pas nécessaire de donner à ce tissu cellulaire le nom de gaine allantoïdienne et, à plus forte raison, nous paraît-il impossible de le considérer comme formant une enveloppe aponévrotique. En ce qui concerne les lymphatiques, nos injections nous ont amené à adopter la systématisation admise par Cunéo et Marcille ; nos recherches ont tout particulièrement porté sur les ganglions prévésicaux. Ces ganglions petits, constants, mais variables, ne doivent point être regardés comme de véritables ganglions régionaires, mais comme des nodules, ganglions interrupteurs.

Ils siègent immédiatement contre la paroi vésicale, au-dessous de l'aponévrose ombilico-prévésicale ; ils ne sont donc pas situés dans la cavité de Retzius.

Au point de vue pathologique, nous sommes arrivé à cette conclusion, que le terme d'abcès de la cavité de Retzius doit être abandonné, pour être remplacé par celui d'abcès prévésicaux, tous ces abcès comprenant selon nous plusieurs variétés distinctes. Il existe :

1° Des abcès de la loge musculaire, dont nous ne nous occupons pas ;

2° Des abcès de la cavité de Retzius ;

3° Des phlegmons de la loge vésicale.

Nos deux observations inédites démontrent de la façon la plus rigoureuse l'existence de cette dernière variété jusqu'ici peu connue, mais que nos recherches nous ont amené à considérer comme assez fréquente. Or ces abcès de la loge vésicale sont, d'après nous, des adéno-phlegmons ; ils ont leur siège anatomique dans les petits ganglions prévésicaux. Le point de départ de l'infection ganglionnaire est généralement urétral ou vésical. L'abcès peut s'ouvrir dans la vessie, mais il peut aussi se propager à la cavité de Retzius. C'est pour éviter ces propagations qu'il est nécessaire d'inciser le plus tôt possible ces phlegmons prévésicaux.

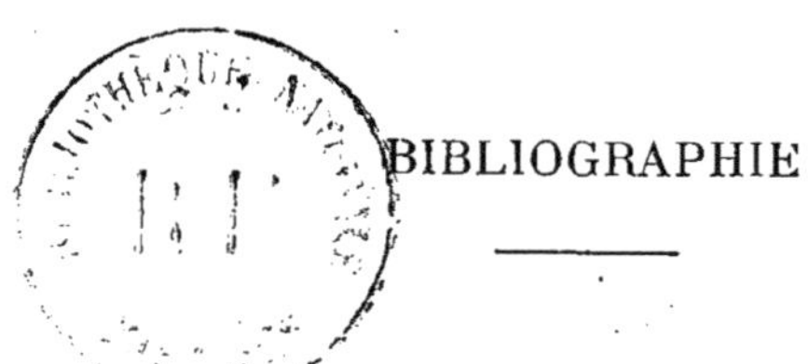

BIBLIOGRAPHIE

Albarran, *Les Tumeurs de la vessie*. Paris, 1892, G. Steinheil, éditeur.

Ancel, Etude sur le développement des aponévroses ombilico-prévésicales. *Bibliographie, anatomie*, 1902, fasc. 2, p. 14.

— *Titres et Travaux*, Nancy, 1904, p. 39. Imp. Berger-Levrault.

Balp, *Etude sur la cavité de Retzius et les ligaments larges*. Thèse de Lyon, 1890.

Bazy, *Bull. et Mém. de la Société de chirurgie de Paris*, 13 mai 1902, p. 837.

Bernutz, Phlegmons de la paroi antérieure abdominale. *Archives générales de médecine*, juin 1850, p. 123-127.

Blot, *Abcès chroniques de la cavité de Retzius d'origine uréthrale*. Thèse de Paris, 1894.

Bouilly, *Les tumeurs aiguës et chroniques de la cavité prévésicale (cavité de Retzius)*. Thèse d'agrégation, Paris, 1880.

Brun, *Annales des maladies des organes génito-urinaires*, 1897.

Budde, *Unters. über die Lagebeziehungen und die Form der Harnblase bein menschlichen Fötus*. Inaug. Diss., Marburg, 1901.

Castaneda y Campos, *Du phlegmon de la cavité prépéritonéale de Retzius ou phlegmon périvésical*. Thèse de Paris, 1878.

Charpy, *Organes génito-urinaires*, Toulouse, 1890, p. 51.

Constantin Paul, Etudes anatomiques nouvelles sur la région hypogastrique. *Bull. de la Société anatomique de Paris*, 1852.

Cristol (A.), *Contribution à l'étude du phlegmon prévésical*. Thèse de Montpellier, 1887.

Cruveilhier, *Manuel d'anatomie descriptive*, t. I, Paris, 1843.

Cunéo et Marcille, *Bull. de la Société anatomique de Paris*, 1901.

Dauriac (J.-S.), *Paroi abdominale antérieure et cavité de Retzius*. Thèse de Paris, 1896.

Debierre, *Traité élémentaire d'anatomie*, p. 11, 1890.

Delbet (Paul), *Traité d'anatomie* de Poirier et Charpy, t. V, p. 84.

Delbet (Pierre), *Suppurations pelviennes chez la femme*, Paris, 1892, p. 20. G. Steinheil, éditeur.

Denonvilliers, *Propositions et observations d'anatomie, de physiologie et de pathologie*. Paris.

Drappier, *Contribution à l'étude du plancher pelvien*. Thèse de Lille, 1893.

Duplay, *Archives générales de médecine*, Paris, 1877.

Duplay et Reclus, *Traité de chirurgie*, t. VI.

Englisch, *Wiener Klinik.*, H. 1-2, 1889.

Fénéol, *Des Perforations de la paroi abdominale antérieure dans les péritonites.* Thèse de Paris, 1859.

Fuller, *Medical Record.* New-York, 1895.

Géraudie, *Contribution à l'étude pathogénique des phlegmons de la cavité de Retzius.* Thèse de Montpellier, 1903.

Gerota, Ueber die Lymphgefässe und die Lymphdrüssen der Mabelgegend und der Harnblase. *Anatomischer Anzeiger*, 1896, XII, nᵒˢ 4 et 5, p. 91.

— Ueber die Anatomie und Physiologie der Harnblasse. *Archiv f. Anat. u. Phys.*, 1897, p. 408.

Gegenbauer, *Lehrbuch der Anatomie des Menschen.* Leipzig, 1883.

Gérardin, *Recherches sur la cavité prépéritonéale de Retzius et sur son inflammation.* Thèse de Paris, 1894.

Guilhaud, *Considérations sur l'anatomie, la physiologie et la pathologie de la vessie.* Thèse de Paris, 1873.

Guyon, *Leçons de clinique sur les affections chirurgicales de la vessie et de la prostate*, 1887.

— Des tumeurs solides périvésicales. Leçon clinique in *Bulletin médical*, 1891, p. 425.

— Phlegmons prévésicaux. *Gazette des hôpitaux*, 1879.

— Communication à l'*Académie des Sciences*, 1889.

— Rapport au *Congrès de chirurgie*, 1892.

— *Gazette des hôpitaux*, juillet 1859.

Hache, Art. : Vessie (Pathologie) in *Dict. encyclop. des Soc. méd.*, 1889, p. 360.

Hasseler, *Centralblatt für die Krankheiten der Harn und sexual Organ*, juillet 1902.

Henle, *Handbuch der systematischen Anatomie des Menschen*, 1376.

Hoggan, (**G. et El.**), On the comparative anatomy of the lymphatics of the mammalian urinary bladder. *Journ. of anat. and physiol.*, 1881, XV, p. 354.

Hyrtl, *Cours d'anatomie humaine*, 1865.

Imbert (**Léon**), Phlegmon de la cavité de Retzius. *Montpellier médical*, 1902, p. 1048.

Kœnig (**Franz**), *Manuel de chirurgie spéciale*, 1885.

Labuze (**J.**). *Des Abcès développés dans la gaine du muscle droit antérieur de l'abdomen.* Thèse de Paris, 1871.

Le Dentu et Delbet, *Traité de chirurgie clinique et opératoire*, t. VI, Paris, 1899.

Leibold, Inaugural Dissertation, Berlin, 1894.

Lejars, *Traité de chirurgie d'urgence.* Paris, 1901.

Lesshaft, *Ueber die Muskeln und Fascien der Dammgegende bein Weibe.* Saint-Pétersbourg, 1883.

— Ueber einige die Urethræ umgebenden Muskeln im Fascien. *Archiv f. Anatomie*, 1873.

Leusser, Ueber das Cavum Retzii und prevesicalen Abcess. *Langenbeck's Archiv f. klin. Chir.*, Bd. XXXIII. Berlin, 1885.

Luschka, *Anatomie des organes abdominaux*, Leipzig, p. 238.

Marcolle, *Lymphatiques et ganglions ilio-pelviens.* Thèse de Paris, 1902.

Martin (**Ed.**), *Annales des maladies génito-urinaires*, 1893.

Mascagni, *Vasorum lymphaticorum corporis humani historia et iconographia*, 1787.

Mascarez, *Loge de Retzius et ses phlegmons.* Thèse de Lille, 1881. p. 44.

Meignant, *Contribution à l'étude des péricystites suppurées.* Thèse de Paris, 1880.

Merkel, *Handbuch der topographischen Anatomie,* p. 128.

Michely, On prevesical abcess. *Med. chir. Transact.,* 1896.

Para (**J.**), Phlegmon de la cavité de Retzius. Autopsie. *Progrès médical,* première série, 1885, p. 441.

Pasteau, *Congrès de médecine,* 1900, t. II.

— *État du système lymphatique dans les maladies de la vessie et de la prostate.* Thèse de Paris, 1898. G. Steinheil, éditeur.

Pauzat, Contribution à l'étude de la cavité de Retzius et des phlegmons dont elle est le siège. *Gazette médicale de Paris,* 1880 et 1883.

Pean, *Diagnostic des tumeurs de l'abdomen,* 1885.

Peyrot, *Manuel de pathologie externe,* 1896, t. III.

Pinner (**O.**), *Deutsche Zeitschrift f. Chirurgie,* Bd. XXIII, H. 5-6.

Poirier et Charpy, *Traité d'anatomie,* t. V.

Quain, *Elements of anatomy,* 1867, II, p. 951.

Richet, *Anatomie médico-chirurgicale,* Paris, 1877, p. 928. G. Steinheil, éditeur.

Rogie, *Etude sur les aponévroses du bassin et du périnée.* Lille, 1890.

Roser, *Der Mythus von Cavum Retzii.* Berlin, 1886.

Rudolph, *Arch. f. klin. Med.,* 1897.

Sappey, *Anatomie descriptive,* 1874, p. 538 et 667, t. IV.

— *Anatomie, physiologie, pathologie des vaisseaux lymphatiques considérés chez l homme et les vertébrés,* Paris, 1874, p. 134.

Termet, *Archives générales de médecine,* 1897.

Tillaux, *Traité d'anatomie topographique,* 1900.

— *Traité de chirurgie clinique,* 1897.

Wenzen (**G.**), *Virchow's Archiv,* Bd. XXIV, 1862.

Williers (**Jean**), *Des terminaisons du phlegmon prévésical (cavité de Retzius).* Thèse de Nancy, 1885.

Worms, *Gazette des hôpitaux,* 1885.

TABLE DES MATIÈRES

5-7-04. — Tours, imprimerie E. Arrault et Cⁱᵉ.

www.ingramcontent.com/pod-product-compliance
Ingram Content Group UK Ltd.
Pitfield, Milton Keynes, MK11 3LW, UK
UKHW010913160726
13695UKWH00007B/981